우리가 몰랐던

냉기제거의 놀라운 비밀

우리가 몰랐던

냉기제거의 놀라운 비밀

신도 요시하루(의학박사) 지음
고선윤 옮김

중앙생활사

추천의 글

자연치유력의 놀라운 효과를 일깨워주는 책

우리 몸은 약 60조 개의 세포를 지니고 있으며, 이 중 1,000만 개의 세포가 매초 죽어가고, 또 그만큼 새 세포가 생겨납니다. 그리고 200여 가지 화학반응이 매초 동시에 진행되고 있습니다. 이처럼 우리 몸은 1초마다 1,000만 개의 세포가 바뀌고 200개의 화학반응이 진행될 정도로 엄청나게 빠른 속도로 변화되고 있는 25개 원소 덩어리입니다.

따라서 우리 몸을 건강하게 유지하려면 무엇인가를 늘 해줘야지 가끔 하는 것은 큰 도움이 안 됩니다. 우리 몸을 해치는 것은 해야 할 것을 하지 않는 것, 해서는 안 되는 것을 하는 것, 하기는 하는데 제대로 안 하는 것, 이 세 가지로 요약할 수 있습니다. 무엇을 하든 제대로 해야 도움이 됩니다.

서양 사람과 동양 사람은 생활습관과 사고방식이 근본적으로 다릅니다. 서양 문화권에서는 몸에 좋은 것을 몸속에 자꾸 넣으라고 가르치는 반면에, 동양 문화권에서는 몸에 나쁜 것을 몸 밖으로 내보내라고 가르칩니다.

서양은 영양가가 좋고 균형 잡힌 음식을 많이 먹도록 권장하고, 좋은 생각을 머릿속에 주입하도록 하는 '집어넣는 문화'입니다. 동양에서는 몸에 해로운 독성을 제거하는 것을 더 강조하며, 머리에서도 생각을 비우고 텅 빈 마음이 되도록 권장합니다. 다시 말하면 서양은 '좋은 것을 집어넣는 문화'이고 동양은 '나쁜 것을 빼내는 문화'라고 할 수도 있습니다.

이 책은 몸에 해로운 것을 자연스럽게 몸 밖으로 제거해버리는 구체적인 방법과 좋은 것을 몸 안에 끌어들이는 일상생활 속의 지혜를 함께 제시해줍니다. 우리 몸에는 무엇인가 잘못되면 스스로 정상으로 되돌려놓으려고 하는 강력한 생리적 힘, 즉 자연치유력이 있습니다. 자연치유력이 손상되면 질병으로 유도되고, 자연치유력을 강화하면 건강이 증진됩니다.

이 책은 자연치유력을 강화하는 수단으로 냉기제거를 강조하면서 이에 대한 이론적 배경을 알기 쉽게 설명해줄 뿐만 아니라 반신욕, 족욕, 양말과 구두 신는 법, 내의 입는 법과 같은 구체적인 실행요령을 가르쳐줍니다.

나아가 이런 건강법과 연계되는 음식 먹는 요령, 독을 제거하는 호흡법, 운동에 관한 견해를 밝히고, 특히 건강으로 이어지는 마음가짐과 생활습관을 강조합니다. 실제로 냉기제거를 체험한 사람들의 경험담과 그에 대한 관찰 소견도 제시해줍니다.

관찰된 질병의 치료나 증상의 호전에 관해 좀더 객관적이고 과학적인 연구가 뒷받침된다면 훌륭한 통합의학으로 자리매김할 수 있을 것입니다.

이 책은 웰빙을 추구하는 일반인들에게 좋은 건강 참고서가 될 것이며, 자연치유 의학을 탐구하는 사람들에게는 귀중한 연구자료가 될 것입니다.

전세일(CHA의과학대학교 통합의학대학원 원장)

추천의 글

생활 속의 작은 실천으로 누리는 냉기제거 건강 효과

현대인은 바쁜 일상 속에서 정신적 · 육체적으로 자신을 혹사하며 살고 있다 해도 지나친 말이 아닙니다. 영양은 양적인 면에서 과거보다 좋아졌다고 하지만 질적인 측면에선 인스턴트 식품의 과다 섭취, 지방과 당분 위주 식단, 과식 등 바람직하지 않은 모습을 보이고 있습니다.

과도한 정신적 스트레스와 불규칙한 생활 등이 체내의 원활한 신진대사를 방해하고 몸속에 각종 피로물질을 축적하게 만듭니다. 신도 선생은 이들이 쌓여 몸속에 냉기를 만들고 심해지면 질병으로까지 악화된다고 강조합니다.

이 책에 소개된 신도 선생의 냉기제거 건강법은 이러한 냉기의 축적이 만병의 근원이며, 잘못된 생활습관을 고치는 것이 근본적인 치료가 된다는 내용을 담고 있습니다. 아울러 의(衣), 식(食), 주(住), 식(息), 동(動), 상(想) 등 생활 전반에 걸쳐 냉기를 제거하는 '바른 생활방법'을 지도하고 있습니다.

특히 반신욕과 양말을 겹쳐 신는 것만으로 간편하게 냉기를 제거할 수 있다고 가르칩니다. 생활 속의 작은 실천으로 냉기제거 효과를 누려보시기 바랍니다.

홍혜걸(의학전문기자)

추천의 글

올바른 생활습관으로 건강한 삶을 누린다

유럽에서는 오래전부터 암, 당뇨, 혈압 등을 불치병이라 부르지 않고 생활습관병이라고 용어를 바꾸었습니다. 올바른 생활습관(식, 의, 주, 생각)을 실천하는 사람은 죽을 때까지 병에 걸리지 않고, 병에 걸린 사람도 반드시 고칠 수 있습니다.

올바른 생활습관에 대한 가장 명쾌한 이론과 실천방법을 제시한 신도 선생의 글은 늘 저와 가족, 그리고 주변 사람들에게 큰 희망을 주었습니다. 이 책 역시 21세기를 사는 우리 모두에게 희망의 책이 될 것으로 믿습니다.

남상도(목사 · 한마음공동체 설립자)

책을 내면서

만병의 근원인 '냉기'를 제거해서 건강하고 쾌적한 인생을!

오사카대학 의학부를 졸업한 뒤 이비인후과(耳鼻咽喉科) 의사로 근무하던 나는 환자(患者)의 고통을 최대한 줄이고, 비용을 많이 들이지 않으며, 짧은 기간에 병을 치료하고 싶다는 생각을 절실하게 했습니다.

처음에는 초보의사로서 앞만 보고 달려왔지만, 10년이 지나자 반성할 여유가 생겼습니다. 그리고 서양의학(西洋醫學)의 검사와 치료 방법에 한계를 느끼고, '이런 식으로는 환자에게 정말 미안하다. 무슨 좋은 치료법이 없을까' 고민을 했습니다.

서양의학은 인간을 부분적으로 나누어서 어느 한 부위만 집중적으로 진료합니다. 하지만 인간은 머리에서부터 발끝까지 이어져 있습니다. 마음과 몸도 나눌 수가 없습니다. 인간 전체를 진료하고 치유하는 의학을 찾다가 동양의학(東洋醫學)을 만났습니다.

그래서 동양의학과 서양의학을 겸해서 치료하게 되었습니다. 그러자 환자 수는 늘어났지만 검사, 수술, 주사, 투약이 감소해서 수입은 줄어들었습니다. 병원 측에서는 '더 많이 벌어야 한다'고 종용했습니다. 나는 환자에게 필요 이상의 부담을 줄 필요가 없다고 고집했고, 그러다가 병원에서 쫓겨나고 말았습니다.

내가 병원을 그만둔 것을 알게 된 환자들은 계속해서 진료를 해달라고 요구했습니다. 그에 따라 나는 개업(開業)을 해도 환자들에게는 그다지 부담이 되지 않을 거라는 생각에 개업을 하였습니다. 개업한 다음에는 동양의학 지식만으로 인간의 몸 전체를 진료했는데, 그러는 사이에 만병(萬病)의 근원이 '냉기(冷氣)'에 있다는 사실을 알게 되었습니다. 여기서 '냉기제거(冷えとり) 건강법'이 시작됩니다.

나는 양말을 겹겹으로 신고 하반신을 따뜻하게 하는 것만으로 오랫동안 앓았던 어깨결림과 치통에서 해방되었습니다. 또한 몸이 무거울 때나 좋지 않을 때는 반신욕(半身浴)으로 치유했습니다. 이렇게 많은 일을 경험하면서 '냉기'를 제거하면 몸속의 각종 기관이 모두 치유된다는 것을 실감했습니다. 환자분들에게도 냉기를 제거하도록 권하자 효과는 더욱 상승했습니다.

냉기제거를 잘하면 모든 병이 치유되므로 어려운 것은 아무것도 없습니다. 수술도 약도 필요없고 병원도 필요없습니다. 그래서 병원 문을 닫았습니다. 냉기는 상반신을 따뜻하게 하고 하반신을 차갑게 하는 잘못된 생활뿐만 아니라 식생활과도 밀접한 관계가 있다는 사실을 알았습니다. 몸을 차갑게 하는 음식은 피해야 합니다. 그리고 과식(過食)하지 않는 것도 중요합니다. 또한 마음이 바르지 못해도 냉기가 생깁니다.

이 책에서는 냉기에 대한 내 생각과 냉기제거 방법을 쉽게 이해할 수 있도록 기록했습니다. 잘 읽고 반드시 실행해서 냉기를 제거하고, 건강하고 행복한 인생을 보내시기 바랍니다.

신도 요시하루

contents

추천의 글 … 5

책을 내면서 … 11

1장 만병을 다스리는 냉기제거 건강법

냉기제거를 해야 하는 이유 22

냉기는 누구에게나 있다 25

두한족열이 최고의 건강법 28

왜 발이 차가워질까요 31

냉기와 과식이 병의 큰 원흉 34

냉기가 몸속의 독을 배출하는 힘을 약화시킨다 37

냉기제거를 하면 콜레스테롤이나 지방이 빠져나간다 40

냉기제거를 하면 모든 병이 치유된다 43

냉기제거는 몸의 자연치유력을 키운다 46

병은 치유하는 것이 아니라 자연히 치유되는 것 49

잘못된 생활을 고치면 병도 고칠 수 있다 52
냉기제거로 갱년기 장애를 극복한다 55
고령 초산임에도 순산하다 58
냉기제거를 하면 출산도 쉽게 한다 61
아이를 튼튼하게 키우려면 과보호하지 않는 자연스러운 육아법으로 한다 64
칼럼 몸에 좋은 음식, 나쁜 음식 67

2장 독을 배출하고 자연치유력을 키운다

몸의 이상은 병의 독이 증상으로 표출된 것 70
새로운 독을 만들지 않으려면 두한족열이 철칙 73
치유되었다고 원래 생활로 돌아가면 도로아미타불 76
냉기제거 건강법을 믿고 지키면 병은 반드시 치유된다 79
봄은 간장의 독을 배출하는 계절, 빵이나 제철 채소를 먹도록 82
여름은 심장이 독을 배출하는 계절, 냉방을 주의하자! 85
가을은 폐가 독을 배출하는 계절, 복식호흡이 효과적 88
겨울은 신장이 독을 배출하는 계절, 몸을 많이 움직이고 과식을 주의한다 91
환절기는 소화기의 독을 배출하는 시기 94
독을 배출하지 않으면 병은 치유되지 않는다 97
냉기제거 건강법의 다섯 가지 법칙 100

명현은 호전반응, 병이 치유되는 징후 103
액년은 오랫동안 쌓은 독을 청소하는 기회 106
병의 원인은 세균이 아니라 마음가짐 109
마음의 독을 제거하는 방법 112
칼럼 **몸속의 육장육부 시계로 몸의 상태를 안다** 115

3장 냉기제거 건강법의 실천방법

반신욕은 미지근한 물에 20분 이상 들어간다 118
욕조, 비누, 입욕제는 천연의 것이 최고 121
족욕은 반신욕과 같은 효과가 있다 124
실크 양말과 면 양말을 겹겹이 신는다 127
앞이 둥글고 폭이 넓은 구두를 신고 배독시키는 걸음걸이로 130
하의는 두껍게, 상의는 가볍게 133
실크에는 냉기, 통증, 가려움, 염증을 멎게 하는 효과가 있다 136
독을 배출하는 장수호흡법 139
운동하면 건강해진다는 것은 거짓말 142
맛있는 것을 배불리 먹는 것은 죽음을 부르는 지름길 145
몸을 따뜻하게 하는 음식, 차게 하는 음식 148
규칙적으로 먹을 필요는 없다 151
턱관절이 약해지면 수명이 짧아진다 154
바른 생활과 겸허한 마음으로 병을 차단 157

목재 골조의 흙벽으로 지은 바람 잘 통하는 집이 이상적이다 160
칼럼 양말이 닳는 정도를 보면 몸 상태를 알 수 있다 163

4장 냉기제거 건강법으로 병을 극복한 사례

아이의 아토피성 피부염이 치유되었다 166
기적같이 자궁암이 사라졌다 169
자궁근종을 수술하지 않고 치유했다 172
이명, C형 간염을 극복했다 175
발이 아파 시작한 냉기제거로 임신까지 178
피곤이 풀리고 위장이 좋아졌다 181
자궁근종의 팽만감과 생리통이 사라지고 혈압도 정상으로 184
약을 먹지 않아도 혈압이 정상이 되었다 187
아이가 코를 심하게 골았는데 나았다 190
늑골 골절이 한 달 만에 치유되었다 193
냉기제거를 하고 나서 천식약을 끊다 196
상악동 종양을 치유하고 싶다 199
심한 어깨결림이 사라졌다 202
빈혈과 류머티즘을 치유하다 205
고령에 사내아이 순산 208
심한 화상 흉터가 깨끗해졌다 211
당뇨병에서 해방되고 무릎의 통증도 사라졌다 214

허약한 체질과 만성피로가 치유되었다 217
오랫동안 괴롭힌 충치와 이별 220
칼럼 천식에 강심제는 위험 223

5장 바른 삶이 진정한 건강과 행복을 불러온다

도리를 따르고 감정을 억제하는 바른 삶이 건강을 보장한다 226
인생을 즐기고 싶다면 고생해라 229
몸속의 각종 장기와 마음의 상태는 깊은 관계가 있다 232
스스로 생각하고 스스로 행동하는 힘을 기른다 235
오만은 간장과 담낭, 냉혹은 심장과 혈관 계통이 나쁘다는 증거 238
남자는 남자답게 241
화려하지 않게, 평범하게, 성실하게 산다 244
병을 걱정하기보다는 먼저 반성한다 247
아이들은 몸으로 기억하게 한다 250
아이를 간섭하지 않고 눈으로만 지켜본다 252
편안한 노후는 노망의 시작 255
이기심은 소화기를, 욕심은 폐와 대장을 상하게 한다 258
칼럼 감사하는 마음을 가지고 마음으로 먹는다 261

6장 냉기제거 건강법의 비결

건강한 사람의 얼굴빛은 밝고 투명하며 윤기가 있다 264
병의 증상에는 경고, 대역, 독 배설, 단련의 네 가지 의미가 있다 267
발열은 독 배출의 하나, 몸의 노폐물을 배출한다 270
사마귀나 점도 장기의 독 배출 증거 273
사소한 일을 걱정하고 안절부절못하면 냉기의 5,000배나 되는 독이 쌓인다 276
자고 있는 사이에 독 배출을 순조롭게 279
실크는 냉기제거에 꼭 필요한 건강천 282
감기는 만병을 치유하는 근원 285
마음의 독을 전부 배출하면 내세에서도 건강하다 288
엄마도깨비로부터 의사의 참모습을 배우다 290
의능력을 향상하고자 하는 노력이 병을 치유한다 293
최선을 다할 것인가 아닌가가 즐거운 인생의 기로 296
잘못된 상식이 너무나 많다 299
의사는 누구를 위해서, 무엇을 위해서 존재할까 302
생각하지 않는 생활은 인생이 아니다 305

부록 말기 자궁암을 냉기제거로 치유하다 309

냉기제거를 해야 하는 이유 | 냉기는 누구에게나 있다 | 두한족열이 최고의 건강법 | 왜 발이 차가워질까요 | 냉기와 과식이 병의 큰 원흉 | 냉기가 몸속의 독을 배출하는 힘을 약화시킨다 | 냉기제거를 하면 콜레스테롤이나 지방이 빠져나간다 | 냉기제거를 하면 모든 병이 치유된다 | 냉기제거는 몸의 자연치유력을 키운다 | 병은 치유하는 것이 아니라 자연히 치유되는 것 | 잘못된 생활을 고치면 병도 고칠 수 있다 | 냉기제거로 갱년기 장애를 극복한다 | 고령 초산임에도 순산하다 | 냉기제거를 하면 출산도 쉽게 한다 | 아이를 튼튼하게 키우려면 과보호하지 않는 자연스러운 육아법으로 한다

1장

만병을 다스리는 냉기제거 건강법

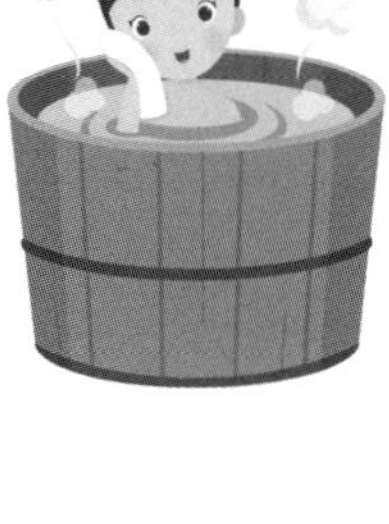

냉기제거를 해야 하는 이유

'냉기(冷氣)'는 왜 만병(萬病)의 근원일까요? 냉기가 있으면 혈관이 수축되어 혈액순환이 나빠집니다. 혈액순환이 나쁘면 세포에 필요한 영양분이 전달되지 않고, 산소도 충분히 전달되지 않습니다. 필요한 것들이 전달되지 않기 때문에 피로물질(疲勞物質)이 배출되지 않습니다. 몸속에 피로물질이 쌓이면 세포의 기능이 떨어지거나 이상하게 변하기 때문에, 몸속에 독(毒)이 생기는 것은 당연한 이야기입니다. 병은 이런 독이 쌓이는 것을 말합니다. 그런데 현대의학에서는 독이 쌓이고 쌓여서 더 견딜 수 없다고 비명을 지를 때 비로소 병(病)이라고 인정합니다. 쌓이고 쌓인 독으로 혈관이나 소변에 이상이 생기거나, 세포가 변형되어 종양이나 궤양 등의 구체적인 증상으로 나타난 후에야 비로소 '병'이라고 인정하는 것입니다. 서양의학에서는 이미 병독(病毒)이 있어도 '질병'이라는 형태로 나타나기 전에는 전혀 알지 못합니다.

예를 들면 종이 한 장에 힘을 약간 가한다고 해도 찢어지진 않습니다. 그러나 찢어지지 않는다고 힘이 가해지지 않은 것은 아닙니다. 어느 정도 이상 힘을 가하면 마침내 종이는 찢어지고 비로소 종이에 힘이 가해졌다는 사실을 알게 됩니다. 이와 마찬가지로 서양의학에서는 종이가 찢어지기 전까지는 힘이 가해졌다는 사실을 알지 못합니다.

하지만 이것을 미리 알 수 있는 사람들이 일부 있습니다. 악혈요법(惡血療法)을 하는 사람들은 알 수 있습니다. 악혈이란 죽은 피를 말합니다. 악혈이 괴어 있다는 사실을 일반 의학으로는 알지 못하지만, 전문적으로 연구하는 사람들에게는 보입니다. 한편, 중국 고대부터 전해져오는 진맥(診脈)이 있습니다. 맥을 짚어 맥박의 변화로 병을 알 수 있는 방법입니다.

나는 다행히 그런 것을 하지 않고도 병의 독이 몸속에 쌓여 있는 걸 볼 수 있게 되었습니다. 우리 몸에는 자연치유력(自然治癒力)이 있습니다. 자연치유력이란 상태가 좋지 않은 부위를 스스로 치유하고자 움직이는 힘입니다. 그러므로 미리미리 냉기를 제거하면 병에 걸리지 않습니다. 혈당치가 높다거나 혈압이 높다는 등 기기로 진단해서 알 수 있을 정도가 되면 냉기가 상당히 심각한 상태입니다.

이 경우 냉기제거(히에토리)에는 무척 긴 시간이 필요합니다.

불이 난다고 해도 작은 불이라면 물을 붓거나 가정용 소화기로 끌 수 있기 때문에 소방서에서는 알지 못합니다. 그러나 가정용 소화기로는 해결되지 않을 정도로 큰불이라면 소방서에서도 불이 났다는 사실을 알게 됩니다. 병의 독도 이와 마찬가지입니다.

그러므로 냉기가 심해지기 전에 철저히 제거하지 않으면 안 됩니다.

냉기는 누구에게나 있다

"저도 냉기가 있습니까?"

이렇게 질문하는 사람들에게

"냉기와 자만심은 누구에게나 있습니다. 없는 사람이 없지요."

라고 대답합니다.

개원(開院)한 후로는 동양의학(東洋醫學)적 지식만으로 진료했습니다. 동양의학에서는 병의 원인을 '육음육사(六淫六邪)'에서 찾는데, 그 가운데 특히 '한사(寒邪)'에 주목했습니다. '한사'란 바로 냉기를 뜻합니다. 환자를 주의 깊게 보다 보니 모든 환자에게 냉기가 있다는 사실을 알게 되었습니다.

몸은 냉기, 더위, 바람, 건조, 습기 등의 영향으로 나빠지는데, 환자가 어떤 영향을 받고 있는지는 손목 부위를 보면 알 수 있습니다.

모든 병은 냉기가 그 원인이었습니다. 사람에 따라서는 습기나 건조가 원인인 경우도 있었지만, 냉기만은 모든 환자에게서 볼 수 있는 증상이었습니다.

“당신은 몸이 차군요”라고 하면,

“나는 발이 뜨거울 정도인데 차다니요?”라고 되묻습니다.

발이 뜨겁다는 것은 바로 냉기가 있다는 증거입니다. 발을 차게 하면 상반신(上半身)이 차가워집니다. 그래서 옷을 껴입으면 이번에는 발이 뜨거워집니다. 발이 뜨거우니 냉기가 없다고 생각하여 추울 때도 맨발로 있기 때문에 점점 더 냉기가 심해집니다.

반대로 상반신을 시원하게 하면 하반신(下半身)이 차가워져서 양말을 신거나 속바지를 입어 따뜻하게 합니다. 그러면 상반신도 데워지기 때문에 겨울이라도 반소매 옷을 입고 있을 수 있습니다. 이렇게 상반신과 하반신의 체온(體溫)이 비슷해지면 피의 흐름이 좋아져서 냉기가 없어집니다.

나도 젊었을 때 겨울이 되면 발이 시리고, 발이 시리면 몸이 좋지 않아서 방한(防寒) 부츠를 신고 다녔습니다. 부츠를 신고 발을 따뜻하게 하면 몸이 좋아지는 것을 실감했습니다.

게다가 하반신만 데우는 반신욕(半身浴)을 하니 감기로 열이 나도 그 다음 날에는 완쾌되었습니다. 겨울에 욕탕에 들어가서 창을 열어두면 처음에는 차가운 바람 때문에 춥지만 반신욕을 하는 사이에 온몸이 데워져서 따뜻해집니다.

그러면 창밖에서 들어오는 차가운 바람이 시원하게 느껴집니다. 한여름에 시원한 바람을 맞는 것처럼 기분이 좋아지지요.

추위가 느껴지지 않는 것을 경험하고 나서 '냉기'와 '춥다'는 것은 다르다는 것을 알았습니다. 냉기를 제거하고 나니 어깨결림이나 치통에서 해방되었고 감기에도 걸리지 않게 되었습니다.

두한족열이 최고의 건강법

두한족열(頭寒足熱)을 명심합시다. 이것은 중요한 사항이니 매일 습관이 되도록 해야 합니다.

반신욕

매일 반드시 반신욕(半身浴)을 합니다. 명치 아랫부분을 적어도 20분 이상 물에 담급니다. 팔은 상반신에 속하므로 담그지 않아야 하지만 1분 정도라면 상관없습니다. 물의 온도를 올릴 때는 참을 수 있을 정도까지 점차 올리면 더욱 효과가 있습니다.

몸을 닦은 다음 매트 위에서 양말을 겹겹이 많이 신고, 아랫도리부터 옷을 입기 시작합니다. 상반신은 잠시 벗은 채 있거나 얇게 입어서 서늘한 상태를 유지합니다.

아이들은 탕 속에 서서 놀게 합니다. 온몸을 탕에 담그는 것은 유해무익(有害無益)한 일입니다.

반신욕은 하루에 몇 번을 해도, 몇 시간을 해도 됩니다. 몸이 좋지 않을 때는 1시간 이상 할 것을 권합니다. 반신욕을 하면 몸속의 독소를 빨리 배출할 수 있습니다(118쪽 참조).

복장 · 양말

상반신은 얇게(소매가 긴 옷은 입지 않는다), 하반신은 따뜻하게 입고, 특히 발을 따뜻하게 합니다. 양말은 발이 차갑다는 느낌이 없어질 때까지 4~5켤레 이상 겹쳐서 신습니다.

가장 먼저 실크로 된 발가락 양말을 신고, 그 위에 면(綿)으로 된 발가락 양말을 신습니다. 실크 양말을 가장 나중에 신으면 잘 찢어집니다. 그다음 보통 양말로 실크 양말, 면 양말, 실크 양말을 차례차례 신습니다. 마지막으로 면 양말이나 털 양말을 신습니다. 잠을 잘 때도 양말을 신습니다. 이불은 발 언저리에 두껍게 덮습니다.

하반신은 항상 속바지를 입고 토시를 신어서 따뜻하게 합니다. 직접 피부에 닿는 것은 실크나 면 등 천연섬유로 만든 것을 입습니다. 나일론 스타킹이나 슬립은 피부의 독소 배출을 방해하거나 만성적인 무자각 냉기를 만들므로 주의해야 합니다(127, 133쪽 참조).

주거

냉난방(冷煖房)은 가볍게 합니다.

여름에도 가능한 한 에어컨은 사용하지 않습니다. 자연적인 바람이 가장 좋습니다. 굳이 사용한다면 약하게 켜고 선풍기를 이용해 방 안의 공기를 순환시켜 아래 위의 온도차를 없앱니다.

겨울에도 여름과 마찬가지로 선풍기를 이용합니다. 선풍기 머리를 위로 향하게 해서 약하게 틀면, 위의 따뜻한 공기가 바닥으로 순환해서 냉기를 막을 수 있습니다. 또 바닥이 데워져서 연료비도 절약됩니다(160쪽 참조).

마음가짐

자기 중심적 생각을 버리고 남을 먼저 생각해야 합니다. 편하게 지내고 싶다, 즐기고 싶다는 가치관에 대해 다시 한 번 생각해보기 바랍니다. 화를 내면 피가 머리로 몰려서 하반신이 차가워지고 냉기가 생깁니다.

왜 발이 차가워질까요

생리적으로 보아도 발은 심장에서 멀기 때문에 차갑습니다. 또 인간은 직립을 하기 때문에 발은 혈액순환이 어려워서 냉기가 생기기 쉽습니다. 이는 두한족열의 반대이므로 몸에도 좋지 않습니다.

한의학에서는 '음(陰)과 양(陽)의 기운이 인간의 몸을 순조롭게 돌 때 몸이 건강하다'고 생각합니다. '음의 기운'은 밑에서 위로 올라가고 '양의 기운'은 위에서 밑으로 내려가는 성질이 있습니다.

하지만 음의 기운은 차가운 곳을 좋아하고 양의 기운은 따뜻한 곳을 좋아합니다. 그래서 발이 차고 머리가 뜨거우면 양의 기운은 머리에서 밑으로 내려가려고 하지 않고, 음의 기운도 발이 차면 위로 올라가려고 하지 않습니다. 그 결과 음양 기운의 순환이 나빠져서 건강을 해칩니다.

동양의학에서는 '음과 양 기운의 흐름'과 더불어 피가 돈다고 합니다. 즉 기혈이 동시에 돈다고 하니 '기(氣)의 흐름'이 나빠지면 당연히 '피의 흐름'도 나빠집니다.

혈액순환이 나빠지면 몸속의 장기(臟器)를 비롯해서 여기저기의 세포활동이 둔해지거나 이상하게 변합니다. 그렇게 되면 병이 생기는 것은 당연합니다.

인간은 예부터 이런 악순환을 반복해왔습니다. 특히 옛날에는 발을 감싸는 방법을 몰라서 맨발로 지냈습니다. 왕도 부자도 맨발로 있는 것이 당연했기 때문에 인류 발생 이래 발은 항상 차갑게 두었습니다.

양말로 발을 감싸고 윗도리를 얇게 입어서 음양의 균형을 맞추고, 기와 혈의 흐름을 좋게 해서 발이 차가워지지 않게 하는 것이 중요합니다.

그리고 가장 중요한 것은 '마음가짐'입니다. 욕심에 치우쳐서 감정에 휘말리면 피가 머리로 몰립니다. 머리에 피가 몰리면 발이 차가워집니다. 실은 이것이 가장 무서운 일입니다.

그래서 항상 "도리(道理)에 맞게 생각하고 행동하십시오"라고 말합니다. "감정(感情)을 조절하십시오"라고도 합니다. 인간은 감정의 동물이라고 하지만 지나치게 감정에 치우치는 사람은 '제멋대로 자란 사람'입니다.

자기 중심적으로 생각하고 남은 생각하지 않기 때문에 억울하다거나 슬프다는 자신의 감정에 휘둘려서 냉정하고 객관적으로 상황을 판단하는 이성이 약해집니다. 그래서 손해를 보기도 하고 주변 사람들에게 폐를 끼치기도 합니다. 또 자신의 발을 더욱 차게 만들어 건강을 해칩니다. 아무쪼록 도리에 맞는 생각을 하십시오.

냉기와 과식이 병의 큰 원흉

부녀회에서 모란병(멥쌀과 찹쌀을 섞어 쪄서 가볍게 치댄 다음 동그랗게 빚어 팥소나 콩가루 등을 묻힌 떡)을 만들어 먹기로 했습니다. 이때 식이요법(食餌療法)을 하는 사람이 팥소를 만들게 되었습니다. 백설탕을 넣고 팥소를 개다가 갑자기 머리가 아파져서 '뇌경색으로 죽는다는 것이 바로 이런 일이구나' 하는 느낌을 받았다고 합니다. 그래서 냉기 제거를 하는 친구를 통해 그 이유가 무엇인지 질문해왔습니다.

그 장면과 그 사람의 머릿속을 생각해보니 대충 어떤 상황인지 알 것 같았습니다.

"당신은 식이요법을 하기 때문에 백설탕이 나쁘다는 것을 잘 알고 있습니다. 그래서 '내가 맡은 일이니 어쩔 수 없이 팥소를 만들지만, 이 모란병은 절대로 먹지 말아야지. 하지만 맛있을 텐데' 라고 생각했을 것이고, 그 때문에 머리가 아파온 것입니다. 백설탕이 독이라는 사실을 생각하는 것만으로도 먹은 것과 똑같이 해를 입은 것이지요. 이것은 설탕에는 독이 있다는 경고입니다."

이 말을 전해들은 그 사람은 정말 그렇게 생각했다면서 놀랐다고 합니다.

마음가짐은 몸에 영향을 미치므로 몸만 관리한다고 건강해지는 것은 아닙니다. 몸이 일그러지면 마음이 일그러지고, 마음이 일그러지면 몸이 일그러집니다. 몸이 바르면 마음도 바르고, 마음이 바르면 몸도 바르게 됩니다.

치유하기 쉬운 것은 몸이므로 먼저 몸부터 치유를 시작합니다. 그 첫걸음은 병의 근원이 되는 '냉기'와 과식(過食)을 극복하는 일입니다.

냉기가 있으면 혈관이 수축되어 혈액순환이 나빠집니다. 과식을 하면 피가 끈끈해져서 혈관 벽에 콜레스테롤이 쌓이고 벽이 두꺼워집니다. 그래서 길이 좁아지고 혈액순환이 나빠집니다.

혈액순환이 나빠지면 몸속 장기의 기능이 나빠집니다. 그리고 장기의 기능이 나빠지면 그에 따라 감정 또한 일그러집니다.

간장이 나빠지면 화를 잘 내게 되고, 화를 잘 내는 사람은 간장이 나빠집니다. 걸핏하면 훌쩍훌쩍 울거나 비관적으로 생각하는 사람은 폐가 나빠지고, 폐가 나쁜 사람은 모든 일을 비관적으로 생각합니다. 이런 악순환을 어딘가에서 끊어야 합니다. 가장 쉽게 끊을 수 있는 방법이 '냉기'와 '과식'을 막는 일입니다.

양말을 겹겹으로 신어서 하반신을 따뜻하게 하고, 반신욕을 하며, 몸을 차게 하지 않는 음식을 섭취하여 냉기를 제거하되 50~70% 정도 먹는 것이 좋습니다. 조금 더 먹고 싶다고 생각될 때 수저를 놓아야 병의 근원을 단절할 수 있습니다.

이 두 가지를 실행해서 어느 정도 효과가 나타나면 그다음에는 마음의 문제를 다뤄야 합니다. 그러면 지금까지의 예로 볼 때 쉽게 고칠 수 있습니다.

냉기가 몸속의 독을 배출하는 힘을 약화시킨다

냉기가 있으면 몸속에 쌓인 독을 배출하는 힘이 약해집니다. 아시는 바와 같이 냉기가 있으면 혈관이 수축되어 혈액순환이 나빠집니다. 혈액순환이 나빠지면 당연히 조직의 기능이 떨어지기 때문에 노폐물이 배출되지 않습니다.

동맥(動脈)이 축소되면 영양이 충분히 전달되지 않기 때문에 기능이 떨어져서 통증이 생기고 몸이 저립니다. 고무 같은 것으로 팔을 세게 감으면 손가락이 저리는데, 이와 같은 상태입니다.

정맥(靜脈)이 상하면 노폐물이나 피로물질이 쌓여서 배출되지 않습니다. 그러면 조직이 굳어져서 약해지고 탄력성이 없어집니다. 바로 노화현상입니다.

오랫동안 혈액순환이 잘되지 않으면 나쁜 것이 배출되지 않으므로 몸속에 점점 쌓입니다. 그러니 나이를 먹으면 관절 움직임이 굳고 조직도 굳어져서 약해지기 때문에 뼈가 잘 부러지거나 몸의 움직임이 둔해지는 등의 증상이 나타납니다. 그러므로 냉기가 생기지 않도록 주의해야 하고, 냉기가 생겼을 때는 혈액순환을 좋게 해서 독을 배출해야 합니다.

독을 배출하기에 가장 좋은 방법은 반신욕입니다. 명치 아랫부분을 욕탕에 담그면 두한족열이 될 뿐 아니라 몸속에 있는 독이 탕에 녹아 나오므로 몸 상태가 무척 좋아집니다.

상반신은 얇게 입고 하반신은 두껍게 입는데, 특히 발은 양말을 겹겹이 신습니다. 운동은 스포츠를 하기보다는 청소를 하거나 집수리를 하는 등 집을 더 깨끗하고 편리하게 하는 것으로 족합니다. 남의 지시를 받아서 하기보다는 스스로 하는 것이 물론 더 효과적입니다.

내 아들은 고등학교 때 수학을 못해서 원하는 대학에 갈 수 없었습니다. 대학을 졸업하고 작은 회사에 취직했는데, 회사가 작다 보니 언제 퇴사당할지 모르는 상황이었습니다. 아들은 퇴사를 당해도 살아갈 길을 찾기 위해서 각종 자격증을 따고자 했습니다. 그래서 공부를 시작했습니다. 이때 수학이 필요해지자 정말 열심히 공부한 모양입니다. 학생 때는 몰랐던 미분 · 적분이 '바로 이런 것이구나' 하며 잘 이해되었다고 합니다.

운동도 공부도 건강법도 이래라저래라 하는 말을 듣고 억지로 하는 것은 도움이 되지 않습니다. 자진해서 어떻게 하면 잘될지 연구하면서 실천해야 비로소 내 것이 될 수 있습니다.

냉기를 제거하는 일도 마찬가지입니다. 머릿속의 혈액순환을 좋게 하고 적극적으로 몸의 혈액순환도 좋게 하기 위해서는 어떻게 해야 할지 생각해보는 것이 냉기를 제거하는 첫걸음입니다.

냉기제거를 하면 콜레스테롤이나 지방이 빠져나간다

냉기를 제거하면 이전보다 식욕이 부쩍 줄어듭니다. 하지만 이것은 식욕이 줄어드는 것이 아니라, 지금까지 과식했던 것이 정상으로 돌아오는 것입니다.

그러면 당연히 살이 빠지고 날씬해집니다. 과식을 해서 생긴 콜레스테롤은 혈관 벽에 달라붙기도 하고, 몸속의 각종 장기에 쌓이기도 하며, 지방이 되어 피하에 쌓이기도 합니다. 그런데 혈액순환이 좋아지자 콜레스테롤이나 지방이 빠져나간 것입니다.

"지금 제 몸무게는 39kg입니다. 더 빠질 것 같은데 그래도 괜찮을까요?"

라고 질문하는 사람이 있었습니다.

"몸이 가벼워져 움직일 수 있지요? 몸이 어딘가 안 좋습니까?"

라고 물었습니다.

"움직일 수 있습니다. 나쁜 곳은 전혀 없어요."

"그렇다면 좋은 일이 아닙니까?"

몸무게가 43kg으로 늘어나 몸이 무거워서 집안일을 충분히 하지 못하는 것과 39kg으로 빠져서 매일 건강하게 일할 수 있는 것 중 어느 쪽이 더 좋습니까? 당연히 부지런히 일할 수 있는 쪽이 더 좋습니다.

모든 일에는 중요한 것과 그렇지 않은 것이 있습니다. 중요한 것은 확실히 보고 그렇지 않은 것은 무시하면 됩니다. 이것도 저것도 똑같다는 것은 좋지 않습니다.

몸무게에 신경 쓰는 일은 이제 그만두십시오. 같은 몸무게라도 지방이 무거우냐 뼈가 무거우냐에 따라서 다릅니다. 냉기제거를 시작하면 이 사람처럼 처음에는 살이 쏙 빠집니다. 그래서 불안해하거나 혹시 암이 아닌가 걱정하는 사람도 있습니다.

지방이 쌓여 마구 살이 찐 사람의 뼈나 살은 영양이 잘 전달되지 않아서 약한 경우가 많습니다. 혈액순환이 좋아져서 영양분을 운반하는 파이프가 회복되었다고 해도 내용이 충실해지기까지는 시간이 걸립니다.

그래서 잠시 동안 까칠해 보이지만 냉기를 제대로 제거하면 어느새 뼈와 살이 건강해지고, 지방도 붙어야 할 곳에 필요한 만큼 붙어서 원래의 몸무게로 되돌아옵니다.

몸무게는 늘어나지만 겉으로 보기에는 날씬한 그대로여서, 튼튼하다고 생각하지 않을 수도 있지만 사실은 튼튼합니다. 이것은 좋은 현상입니다.

그러므로 체중계만 보지 말고, 건강해지기 위해서는 지금 무엇을 해야 하는지 기본을 생각하기 바랍니다.

냉기제거를 하면 모든 병이 치유된다

냉기를 제거하면 모든 병이 치유됩니다. 혈액순환이 좋아지면 세포에 영양분이 잘 공급되기 때문에 피로물질이 배출되고 냉기가 사라집니다.

제 여동생은 지금 60대인데 농가의 일을 도우러 갔을 때 처음에는 허리가 아팠다고 합니다. 그런데 일을 마치고 나니 아무렇지도 않았다는 것입니다. 여동생은 오랫동안 냉기를 제거해왔기 때문에 피로물질이 점차 배출되어 피로가 남지 않았던 것입니다.

몸속 각종 장기에 독이 쌓여 있을 때 양말을 겹겹이 신고 반신욕을 해서 두한족열을 하고 냉기제거를 시작하면, 아토피성 피부염을 앓는 사람은 일시적으로 온몸이 문드러지고 무릎이 아파오는 등 오히려 증상이 심해지는 경우가 있습니다. 이것을 '명현(瞑眩)'이라고

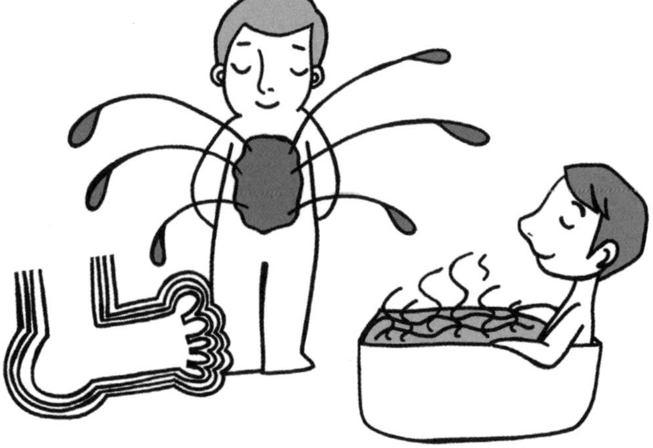

냉기제거를 시작하면 몸속 각종 장기에 쌓인 독이 배출된다.

합니다. 독을 배출하는 힘이 강해졌기 때문에 이런 현상이 나타나는 것입니다. 이제까지 배출하지 못한 독이 왕성하게 배출되는 것이지요.

독을 마구 배출하면 독은 줄어들고, 결국 더는 배출할 독이 없어지면 건강해집니다. 그런데 독을 배출하지 않으면 쌓이기 시작해서, 마치 보일러에 증기가 가득 차는 것과 같은 상태가 됩니다. 폭발하기 전에 넘쳐나오는 것이 병이고, 폭발하는 것이 죽음입니다.

이런 식으로 병이라는 형태로 나타나기 전에 이미 병의 독은 몸속에 존재하는 것입니다. 의사가 병이라고 진단했을 때는 말기 암 등 더는 손쓸 수 없는 상태가 되었을 수도 있습니다.

더는 손쓸 수 없다고 할지라도 포기해서는 안 됩니다. 냉기제거를 시작해서 독을 배출하면 건강해집니다. 그런데 수술이나 약에 의지하면 독의 배출을 억제하기 때문에 오히려 독이 쌓이고, 결국 폭발해서 죽습니다. 그러므로 빨리 냉기를 제거해서 진정한 건강을 되찾아야 합니다.

냉기제거는 몸의 자연치유력을 키운다

몸에는 스스로 치유하고자 하는 자연치유력이 있어서 병의 독이 약간 있더라도 자연치유력이 작용하는 동안은 원상태로 돌아갈 수 있습니다. 마치 오뚝이 같습니다.

오뚝이는 넘어뜨려도 넘어뜨려도 다시 일어섭니다. 그런데 냉기가 몸속에 있어서 자연치유력이 약해지면, 추(병의 독)가 어깨나 머리에 붙어버립니다. 그래서 아무리 일어서려고 해도 넘어지거나 기울어져서 제대로 일어설 수가 없습니다. 이때 사람들은 주사나 약으로 버팀목을 만들어 어떻게 해서라도 세우려고 합니다.

버팀목 때문에 증상이 사라지고 치유된 것처럼 보이지만 병이 진정으로 치유된 것은 아닙니다. 예를 들면 위궤양에 걸린 사람이 입원해서 치료를 받고 치유되었다고 퇴원해도 1년이 지나면 위궤양이 재발하는 경우가 다반사입니다. 신장병이나 당뇨병 등 각종 질병도 자주 재발하는데, 그것은 재발이 아니라 제대로 치유되지 않은 것입니다. 병의 독을 완전히 제거하면 재발하지 않습니다.

자연치유력의 힘을 증명할 수 있는 예가 있습니다. 개원(開院)하고 있을 당시 몸속의 장기가 나빠서 찾아온 환자가 있었습니다. 그 사람은 팔이 굽어 있었고, 한눈에 이상하다는 것을 알 수 있었습니다. 수십 년 전에 뼈가 부러져서 정형외과에서 수술했다고 하는데 많이 굽어 있었습니다.

그 환자는 내부 장기가 나쁘기 때문에 다쳤고, 내부 장기가 나쁘기 때문에 굽어버린 것입니다. 동양의학에서는 내부 장기에 경락이 있는데 그 경락 위에 상처가 생긴다고 생각합니다. 위장이 나쁜 사람은 위장 경락 위에 상처가 생겨 위장이 상하는 것입니다.

치료를 시작해서 내부 장기가 좋아지자 팔뼈가 차차 곧아졌습니다. 쌓인 병의 독이 없어지고 몸이 정상이 되면서 뼈도 똑바로 곧아진 것입니다. 자연치유력은 이토록 대단한 것입니다.

당뇨병이 있으며 심장도 나쁜 사람이 찾아온 적이 있습니다. 그 사람의 발바닥은 화상으로 살갗이 오그라들고, 발가락이 젖혀져서 흉터가 있으며 제대로 걸을 수도 없었습니다.

내부 장기를 치료하는 동안 화상 흉터가 많이 좋아지고 젖혀진 발가락도 치유되어 잘 걸을 수 있게 되었습니다. 내부 장기가 좋아지면 상처도 치유되고 원래대로 돌아갑니다. 상처만이 아니라 병의 독이 없어지면 암도 당연히 없어집니다.

병의 독을 없애는 방법은 바로 배출하는 것입니다. 독을 배출하기 위해서는 냉기제거를 하는 것이 좋습니다.

몸의 자연치유력을 믿고 냉기제거를 해서 새로운 독을 만들지 않도록 주의하십시오.

병은 치유하는 것이 아니라 자연히 치유되는 것

세상 사람들이 그렇다고 생각하는 것을 '상식'이라고 합니다. 하지만 그것은 사회통념일 뿐이지 반드시 옳은 것은 아닙니다. 의외로 잘못된 것이 많습니다.

많은 사람이 '병은 치유하는 것'이라고 생각하고 약을 먹거나 병원에 갑니다. 그러나 병은 치유하는 것이 아닙니다. 치유하려고 해서는 안 됩니다.

병을 치유할 수 있는 생활을 한다면 병은 '자연히 치유되는 것'입니다. 앞에서 기술한 바와 같이 몸에는 자연치유력이 있어서 항상 정상으로 되돌아가려는 힘이 작용합니다.

의과대학 시절 '뇌졸중으로 뇌세포가 어느 정도 망가지면 결코 원래대로 돌아가지 않는다. 뇌세포는 몸의 세포 중에서 가장 약하고 재생능력도 약하다'고 배웠지만 결코 그렇지 않습니다. 자연치유력의 힘으로 원래대로 되돌아가려고 하는데 그것을 방해하는 요소가 있기 때문에 되돌아가지 못할 뿐입니다. 그러니 방해하는 것을 제거하면 됩니다. 방해하는 것은 바로 냉기입니다. 냉기를 제거하고, 그다음은 자연치유력에 맡기면 됩니다.

등뼈가 S자로 굽은 측만증(側彎症)과 허리나 다리에 통증이 있는 추간판 헤르니아 등은 치유하기 어렵다고 합니다. 하지만 냉기를 확실하게 제거해서 내부 장기가 정상으로 기능하게 되면 자연히 원래대로 돌아옵니다.

무릎 관절이 차츰 망가지는 변형성 슬관절염(變形性膝關節炎)이라는 병이 있습니다. 정형외과에서는 나빠진 부위를 절단하고 인공관절을 끼워넣는 치료법을 시행합니다. 그러나 그런 인공관절을 끼우지 않고도 냉기제거를 확실히 한 사람은 원래의 무릎으로 돌아왔습니다. 내가 조작했거나 만진 것도 없는데 깨끗하게 나았습니다.

만성 중이염으로 30년 가까이 고생한 사람이 뇌막염이 될지도 모른다는 말을 듣고 병원을 찾아왔습니다. 이 환자도 냉기제거를 실행하고 치유되었습니다. 전에는 보청기를 이용했는데 지금은 보청기가 필요없을 정도로 회복되었습니다. 고막은 한번 찢어지면 재생되지 않는다는 것은 거짓입니다.

치유되지 않는 것은 치유할 수 없는 생활을 하고 있기 때문입니다. 치유할 수 있는 생활을 한다면 원래의 건강한 몸으로 되돌아옵니다.

강조하고 싶은 것은 병(病)에는 병이 되는 원인이 있고, 그 결과로 병이 생긴다는 것입니다. 그러므로 병의 원인을 제거하면 원인이 없어지므로 병도 없어집니다. 이제는 잘 아실 것입니다. 병의 원인은 바로 냉기입니다.

병을 치유하겠다고 생각하지 않아도 원인인 냉기를 제거하면 병은 자연히 치유됩니다. 수술, 약, 찜질, 건강식품류, 건강기구 따위는 전혀 필요하지 않습니다.

잘못된 생활을 고치면 병도 고칠 수 있다

개원하고 있을 당시 〈냉기 예방과 치유법〉이라고 적은 용지를 환자들에게 항상 나누어주었습니다. 그 종이에서 강조한 것은 두한족열을 생활 속으로 끌어들이는 것이었습니다. 바로 이런 것들이 기록되어 있었습니다.

> 목욕을 할 때는 명치 아랫부분을 탕 속에 20분 이상 느긋하게 담글 것. 상반신은 시원하게, 하반신 특히 발을 따뜻하게 할 것.
>
> 양말이 중요한데, 실크로 된 발가락 양말을 가장 먼저 신고 그 위에 면 발가락 양말을 신는다. 그다음 실크와 면 양말을 차례차례 신고, 마지막으로 면이나 털 양말을 신는다. 잠을 잘 때도 양말을 신고, 이불은 발 언저리에 두껍게 덮는다.

식사는 몸을 따뜻하게 하는 천연의 먹을거리로 준비한다. 소금은 천일염이나 자연염을 쓰고 설탕은 삼온당(三溫糖)이나 각설탕을 쓴다. 해조류, 참깨, 고구마와 감자, 근채류, 콩류, 곡물, 건조식품, 소금에 절인 음식을 먹는다. 몸을 차게 하는 가공식품(加工食品)이나 과자, 동물성 지방, 날채소나 과일(먹을 경우 간장을 조금 첨가하면 된다), 술, 담배 등은 가까이하지 않는다.

한 모임에서 어떤 사람을 보고 이렇게 지적했습니다.

"당신은 제가 말한 건강법을 잘 지키지 않는군요."

"무슨 말씀을……? 저는 잘 지키고 있습니다."

그는 스스로 잘하고 있다고 착각하고 있었습니다.

〈냉기 예방과 치유법〉을 읽어서 숙지하고 있을 텐데도 발가락 양말 한 켤레만 신고서 '잘 지키고 있다'고 말합니다.

"과일을 너무 많이 드시지 마시고 반으로 줄이십시오. 그리고 간장을 찍어서 드십시오"라고 조언하면 "간장을 찍어서 먹는다고요?"라면서 처음 듣는 말인 것처럼 되묻습니다. 이럴 때는 "제가 준 용지에 적혀 있지 않습니까?"라면서 소리를 높이게 됩니다.

날채소나 과일의 해는 나트륨, 즉 소금을 없애주는 것입니다. 그러나 소금에는 혈압을 올리는 해가 있으므로 그 해를 없애주는 아미노산을 첨가해야 합니다. 아미노산과 소금이 같이 들어 있는 음식으로는 된장과 간장이 있습니다. 된장은 양을 조절하기가 어려우므로 간장을 찍어 먹으라고 권하는 것입니다. 이렇듯 다 이유가 있습니다.

냉기를 제거하기 위해서는 매일 반신욕을 해서 몸을 따뜻하게 하는 것이 중요합니다. 나일론 스타킹을 신고 짧은 치마를 입는 것은 냉기를 부르는 것과 같습니다. 잠을 잘 때 양말을 벗거나 발을 밖으로 내놓고 자는 것은 더더욱 좋지 않습니다.

금세 흥분하거나 화를 내면 머리에 피가 올라 하반신이 차가워지기 때문에 '자기 중심적 생각'을 버리고 남을 먼저 생각하는 마음을 가져야 합니다.

이런 생활의 잘못을 바로잡으면 냉기가 제거되고 어느새 병이 치유됩니다. 병은 스스로 만드는 것입니다. 스스로 치유하려는 적극적인 태도로 임하십시오.

냉기제거로 갱년기 장애를 극복한다

여성에게는 생리(生理)라는 것이 있습니다. 10세에서 13세 사이에 시작해서 50세 전후에 끝나는 사람이 많습니다. 주기는 29.5일 정도, 즉 한 달에 한 번꼴로 하는 것이 정상입니다. 몇 주씩이나 계속되거나 불순이거나 생리통이 있는 경우는 부인과(婦人科) 계열의 장기에 이상이 있는 것입니다. 즉 그곳에 독이 있습니다.

생리 때가 되면 정신적으로 불안해지고 두통이 있고 머리가 멍해져서 기억력이 저하되는 등 여러 증상이 나타나 고민하는 사람이 있습니다. 이 모든 것은 부인과 계열의 장기가 나쁘기 때문입니다.

남성의 성기도 그렇습니다만 부인과 계열의 장기는 간장(肝臟), 신장(腎臟), 방광(膀胱) 등 내부 장기의 독이 가는 곳입니다. 머리도 간장, 신장의 독이 가는 곳이므로 부인과 계열의 장기만으로 부족하면 독이 머리로도 가게 됩니다. 그래서 정신적 장애, 지능적 장애, 정서적 장애가 나타납니다. 심할 때는 경련을 일으키기도 하고 간질병처럼 발작을 일으키는 경우도 있습니다. 이것이 히스테리입니다.

모두 부인과 계열의 장기와 관계가 깊으므로, 냉기를 확실하게 제거해서 부인과 계열의 장기를 정상으로 만들면 생리 때문에 힘들어할 일은 없어집니다. 냉기를 제거하면 50세에서 55세 사이에 자연스러운 폐경(閉經)을 맞이합니다.

갱년기 장애가 있는 것은 부인과 계열의 장기에 질병이 있기 때문입니다. '폐경이 되면 더 이상 여자가 아니다'고 말하는 사람도 있지만 생리가 없다는 것은 임신 중이나 수유(授乳) 중에 생리가 없는 상태와 같은 것이므로, 몇 살이 되어도 여자라는 사실은 변함이 없습니다.

폐경이나 갱년기 장애로 힘들어하지 않기 위해서는 냉기를 제대로 제거해야 합니다.

남성들도 물론 아름다운 피부나 젊음에 관심이 있습니다만 여성들은 특히 중요하게 생각하는 부분입니다. 냉기를 제거해서 몸 상태가 좋아지면 피부의 잔주름이 없어지고 탄력이 생기고 윤기가 나며 기미 같은 것도 없어집니다. 머릿결도 좋아지고 색도 짙어집니다. 흰머리도 없어지고 벗겨진 부위에 다시 검은머리가 나기 시작합니다. 대머리를 숨기기 위해 10여 년 동안 모자를 쓰고 다니던 사람이 머리카락이 다시 나서 모자가 필요없게 된 경우도 있습니다.

내 어머니는 91세에 돌아가셨는데, 70세 때 이미 머리가 파뿌리가 되었습니다. 그런데 냉기제거를 시작하자 조금씩 검어지기 시작해서 돌아가실 때는 검은머리였습니다.

나이를 먹으면 앞에서부터 머리카락이 빠지기 시작해서 이마가 점점 넓어집니다. 어머니도 이마가 상당히 넓어졌지만, 냉기를 제거하자 젊었을 때 머리카락이 있었던 부위에 다시 검은 머리카락이 나기 시작했습니다. 냉기를 제거하면 이처럼 미용 면에서도 젊음을 지킬 수 있습니다.

고령 초산임에도 순산하다

냉기제거를 하고 있는 사람이라면 고령 출산도 전혀 문제가 되지 않습니다. 36세의 여성이 불임증(不姙症)으로 찾아왔습니다. 남편은 정상이었지만 그래도 부부가 함께 냉기제거를 하도록 조언을 했고, 반 년 만에 임신(姙娠)을 했습니다. 임신의 경과가 좋고 입덧이 심하지 않아서 운전도 할 수 있을 정도였습니다. 그리고 무사히 순산(順産)했습니다. 조금이라도 입덧하는 것은 부인과 관련 장기가 좋지 않기 때문입니다.

37세의 고령 출산임에도 처음 산통(産痛)을 느낀 순간부터 출산까지 3시간 만에 끝났습니다. '바로 퇴원하고 싶었다'라고 할 정도로 산후 경과도 좋았습니다.

40세 때까지 독신으로 산 여성이 아버지와 함께 찾아왔습니다.

냉기제거를 시작하고 얼마 후 인연이 있어서 결혼하게 되었습니다.

바로 '임신을 했구나. 남자아이를 출산하겠구나'라는 사실을 영적으로 볼 수 있었지만, 생리가 2~3번 없으면 산부인과를 찾아갈 것이니 아무 말도 하지 않았습니다. 예상한 바와 같이 임신이었습니다.

냉기를 제거하면 태아의 발육이 빨라서 임신기간이 2주 혹은 3주 정도 짧아집니다. 그녀도 9개월 반이 지나서 검진을 받으러 병원에 갔는데 '곧 출산할 것 같으니 입원하십시오'라는 말을 듣고, 짐을 가지러 갈 새도 없이 분만대에 올랐다고 합니다. 옆 분만대에서 젊은 산모가 너무나 힘들게 소리를 지르고 있어서, 자신도 그럴 것이라고 생각한 모양입니다. 그런데 아랫배가 살짝 살짝 아프다가 40분쯤 지난 후에 '응애~' 하는 울음소리와 함께 건강한 사내아이가 태어나 무척 기뻤다고 합니다.

어떤 사람이 임신 4개월에 풍진 항체검사를 했는데 풍진에 걸린 사실을 알았습니다. 이것은 엄청난 일입니다. 어쩌면 기형이나 난청인 아이가 태어날 수도 있기 때문입니다. 부부는 낳을지 말지 고민하다가 결국 편지로 상담을 해왔습니다. 그래서 '냉기제거를 하면 됩니다. 걱정하지 마십시오'라는 답변을 보냈습니다.

산통이 느껴져 바로 병원에 연락하여 입원하자마자 출산했다고 합니다. 시계를 보니 병원 입구에 도착해 출산하기까지 걸린 시간은 38분. 그사이에 아프지도 않았고, 갓난아기는 물론 아무 이상도 없었습니다. 출혈량은 10cc였다고 편지를 보내왔습니다.

이렇게 입덧, 임신중독, 진통 등 임신 중에 겪어야 하는 고통을 경험하지 않아도 된다는 것은 참으로 좋은 일입니다. 또 불임증, 고령출산, 태아 이상이라는 어려운 일도 냉기를 제대로 제거한다면 쉽게 극복할 수 있습니다.

냉기제거를 하면 출산도 쉽게 한다

예부터 출산은 여성에게 생사를 거는 엄청난 일이었습니다. '상당히 쉽게 순산을 했다'는 사람은 많지 않습니다. 그런데 임신 전부터 냉기제거를 한 사람은 물론이고 임신한 후에 시작한 사람도 상당히 쉽게 순산을 합니다. 난산(難産)한다는 것은 부인과 계통에 질병이 있는 것입니다. 아무 문제 없이 정상이라면 순산을 합니다.

임신하면 '무거운 것을 들면 안 된다, 높은 곳에 손을 올려서는 안 된다, 육체노동을 해서는 안 된다, 자전거를 타서는 안 된다, 운전을 해서는 안 된다'고 합니다. 그러나 냉기제거를 해서 몸이 정상이라면 무거운 것을 들어도 되고, 일을 해도 됩니다. 입덧도 하지 않습니다. 임신 중 성관계를 해도 상관없습니다.

일본에서는 임신 5개월이 되는 개의 날에 복대를 하고 순산을 기도하는 관습이 있습니다. 개는 새끼를 쉽게 낳기 때문에 그 점을 닮고자 한 것 같습니다. 지금은 무명 복대를 하지만 예전에는 홍백 2장의 실크 복대를 친정에서 보냈다고 합니다. 양질의 실크로 만든 복대는 하반신을 따뜻하게 하므로 겨울철 추운 날에는 복대를 하는 것이 좋습니다. 상반신은 가볍게 입습니다. 단 냉기제거를 하고 있다면 복부의 근육이 탄력 있고 양수가 그다지 많지 않아 복대는 필요하지 않으므로 출산이 쉬워지는 것과는 관계가 없습니다.

출산은 아픈 것이 아니라 사실은 무통(無痛)입니다. 처음 산통을 느낀 후 후산(後産)까지는 1~4시간 정도로 짧습니다.

그러므로 '진통'은 비정상적인 것입니다. 여성이 출산할 때 고통을 받는 것은 냉기가 있기 때문입니다.

또한 임신 중에는 뱃속 아이의 몫까지 먹어야 한다고 생각하고 음식 섭취량을 늘리는데 그럴 필요가 없습니다. 오히려 조금 적게 먹는 것이 좋습니다. 특히 임신 후반기에는 양을 줄여야 합니다. 과식 때문에 냉기가 생기고 난산이 됩니다.

얼마 전에도 냉기제거를 하는 사람이 출산을 했습니다. 내게 직접 전화를 걸어와 "조금 전에 건강한 사내아이를 출산했습니다"라고 알려주었습니다.

밭일을 하다가 4시간 만에 출산한 다음, '계속 밭일을 하고 싶었다'고 말하는 사람도 있었습니다. 출산이란 본래 이렇게 쉬운 것입니다.

갓난아기는 태어날 때 2.5~3.0kg이 좋습니다. 작게 낳아서 크게 키우는 것이 이상적입니다. 작아도 한 달만 지나면 보통 아이들보다 더 튼튼해집니다. 또 냉기제거를 한 산모의 아이는 가슴의 두께와 폭이 같아서 건강합니다.

아이를 튼튼하게 키우려면 과보호하지 않는 자연스러운 육아법으로 한다

갓난아기에게 말을 걸면서 손을 움직이게 하고 운동을 시킵니다. 이렇게 놀면서 독을 잘 배출하도록 합니다. 양말은 실크와 무명의 어른 양말을 겹겹이 신기고, 걸음마를 시작하면 유아용 신발을 신깁니다. 상반신은 반소매 또는 러닝 실크 옷을 한 장 입힙니다. 상반신은 가볍게 입히고 반신욕을 하는 것은 어른과 마찬가지입니다.

갓난아기는 2개월 정도 되면 집게손가락을 입에 물기도 하고 무엇인가를 씹고 싶어합니다. 벌써 턱에서는 이가 날 준비를 하고 있으니 근질근질한 모양입니다. 그럴 때는 뭔가를 씹게 하면 턱뼈와 턱관절, 치아도 튼튼해집니다. 턱관절이 튼튼해지면 생명력이 강해지므로 치아 배열보다도 더 중요합니다.

다시마, 무말랭이, 말린 고구마 등을 10cm 길이로 잘라서 손에 쥐어주고 씹게 합니다. 너무 짧으면 삼킬 수 있고, 잘못해서 목에 걸리면 위험하므로 길게 만들어서 쥐어줘야 합니다.

이유식은 굳이 만들 필요가 없습니다. 된장국을 수프 대신 먹이고, 된장국 속의 감자를 완전히 으깨어서 된장국물을 섞어 먹입니다. 이때 물렁한 상태를 보고 줍니다. 이후 이유식의 종류와 양을 조금씩 늘려가다가 10개월쯤 되면 젖을 뗍니다. 깡통에 든 이유식을 굳이 사서 먹일 필요가 없습니다.

아이들은 몸이 요구할 때는 먹지만, 입에서 내뱉을 때는 '먹기 싫다'는 표현입니다. 이럴 때는 무리하게 먹이지 않는 것이 좋습니다. 육아지침서를 너무 신봉하는 것도 좋지 않습니다. 어른은 아침, 점심, 저녁 하루에 세 끼를 먹어야 한다는 선입견이 있지만 아이들은 그런 것이 없습니다. 몸이 솔직하기 때문에 아이의 식욕에 맞추는 것이 좋습니다.

아이를 과보호(過保護)해서는 안 됩니다. '폐용퇴화(廢用退化)'라는 말이 있습니다. 사용하지 않으면 망가진다는 뜻입니다.

부모들은 아이는 약하기 때문에 보호해야 한다는 보호본능을 가지고 있습니다. 물론 어느 정도 자랄 때까지는 보호해야 합니다. 하지만 넘어진 아이는 바로 일으켜세우고, 비를 맞으면 안쓰러워서 어떻게 해서든 비를 피하게 해주고 싶어합니다. 이렇게 하면 스스로 해결하지 않아도 되기 때문에 마음의 발달이 뒤처지게 됩니다.

몸은 어느 정도 본능적으로 자라지만 마음은 자라지 않습니다. 몸과 마음의 성장(成長)에 차이가 생깁니다.

아이들이 여기저기서 무서운 사고를 저지르자 '이제는 마음의 교육을 중요시해야 한다'는 목소리가 높아지고 있습니다. 이러한 교육은 아이가 '응애~' 하고 태어나는 순간부터 해야 하는 것이니 새겨듣기 바랍니다.

칼럼

몸에 좋은 음식, 나쁜 음식

몸에 좋은 음식	몸을 따뜻하게 하는 음식(전체의 95%)
	천연식품, 생명력이 있는 것
	• 천일염, 해조소금 • 삼온당, 싸라기 설탕, 흑설탕 • 해조류 • 깨(너무 딱딱하니 조금 빻아서) • 고구마나 감자 • 뿌리채소 • 콩 • 대두식품(두부 · 된장 · 간장 등) • 소금에 절인 것(가능하면 집에서 직접 만든 것) • 차(여름에는 티백이 아닌 보리차가 좋다) • 꿀(천연의 것) • 가열 조리한 채소
몸에 나쁜 음식	몸을 차게 하는 음식(전체의 5%)
	화학적 · 공업적으로 정제 가공한 식품
	• 백설탕 • 화학조미료 • 식품첨가물(합성보존료 · 착색료 등) • 청량음료(콜라 · 주스 등) • 과자 • 유제류(아이스크림 · 유산음료 등) • 우유 · 달걀 • 동물성 지방(고기나 생선에는 레몬즙을 조금 뿌려서 먹는다) • 날채소(간장을 조금 뿌려서 먹으면 좋다) • 과일 • 의료약 • 술 · 담배

*몸을 따뜻하게 하는 성질이 있는 음식이라도 과식하면 몸을 차게 하는 성질로 바뀝니다.

*식품의 온도는 관계가 없습니다. 몸을 차게 하는 식품은 조리해도 성질이 바뀌지 않습니다.

몸의 이상은 병의 독이 증상으로 표출된 것 | 새로운 독을 만들지 않으려면 두한족열이 철칙 | 치유되었다고 원래 생활로 돌아가면 도로아미타불 | 냉기제거 건강법을 믿고 지키면 병은 반드시 치유된다 | 봄은 간장의 독을 배출하는 계절, 빵이나 제철 채소를 먹도록 | 여름은 심장이 독을 배출하는 계절, 냉방을 주의하자! | 가을은 폐가 독을 배출하는 계절, 복식호흡이 효과적 | 겨울은 신장이 독을 배출하는 계절, 몸을 많이 움직이고 과식을 주의한다 | 환절기는 소화기의 독을 배출하는 시기 | 독을 배출하지 않으면 병은 치유되지 않는다 | 냉기제거 건강법의 다섯 가지 법칙 | 명현은 호전반응, 병이 치유되는 징후 | 액년은 오랫동안 쌓은 독을 청소하는 기회 | 병의 원인은 세균이 아니라 마음가짐 | 마음의 독을 제거하는 방법

2장

독을 배출하고 자연치유력을 키운다

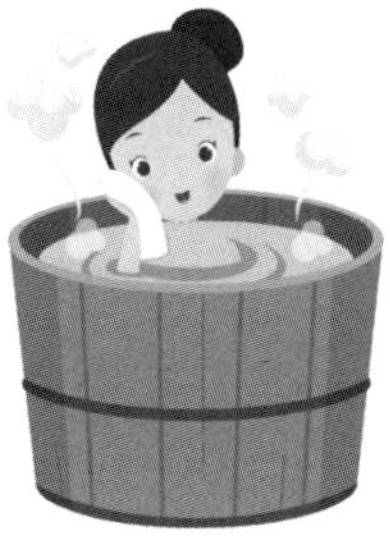

몸의 이상은 병의 독이 증상으로 표출된 것

몸이 아프거나 습진(濕疹)이 생기면 약을 먹거나 발라서 불쾌한 증상을 억제합니다. 그 순간은 치유된 것 같지만, 실은 독(毒)을 몸 속의 각종 장기로 숨기는 잘못된 치유법입니다. 몸속에 있는 독을 전부 배출해야만 통증이 완화되고 몸도 좋아집니다.

무릎이 아프고, 허리가 아프고, 어깨가 결리고, 몸이 무겁고, 구내염 · 설사 · 기침 · 콧물이 있고, 열이 있고, 목이 아프고, 피부가 가려운 것 등의 모든 이상은 병의 독이 밖으로 배출되기 때문에 생기는 증상입니다.

동양의학에서는 일찍이 독을 배출해야 한다는 생각을 했습니다. 표면의 독은 땀으로 배출하고, 중간층의 독은 토하게 하고, 더 깊은 곳의 독은 설사를 하게 한다는 '한 · 토 · 하(汗 · 吐 · 下)'가 그것입니다. 이 세 가지가 하나가 된 것이 명현입니다.

냉기를 제거했더니 '습진이 생겨서 더 지속할 수 없다'는 사람이 있었습니다.

"전에는 습진은 없었지만 몸이 무거워서 집안일을 아무것도 할 수가 없었습니다. 이번에는 습진이 생겨서 불쾌하기는 하지만 건강하게 일할 수 있습니다. 어느 쪽이 더 나은가요?"

라고 질문했더니

"그야 물론 몸이 무거워서 잠을 자는 것보다는 습진이 있어도 몸을 움직일 수 있는 것이 더 좋습니다."

라고 대답했습니다.

습진이 생겼다는 것은 냉기제거 효과가 드러나기 시작했다는 것입니다. 내부 장기의 독이 몸 밖으로 배출되고 있는 것이니, 반신욕을 하는 사이에 모두 배출되면 완치됩니다.

약을 발라서 독의 출구를 막으면 독이 몸속의 각종 장기로 되돌아가 장기를 악화시킵니다. 배출할 것은 아낌없이 배출해야 합니다.

독을 배출할 때 가장 어려운 일은, 주변 사람들이 '병이 더 악화되는 것 같으니 이쯤에서 그만두라'는 말을 하여 본인의 마음을 흔드는 것입니다.

A씨는 3년간 통원치료를 했지만 천식이 완치되지 않았습니다. 그래서 냉기제거를 시작했는데, 그 증상이 더 심해지자 가족은 그만

두라고 했습니다.

그러나 한 달만 더하면 냉기제거를 시작한 지 3개월째 되므로 한 달 후에도 효과가 나타나지 않는다면 그때 그만두겠다고 가족과 약속했습니다. 그러는 사이에 조금씩 좋아져서 밤에 잠도 잘 잘 수 있게 되었습니다. 독을 배출하고 있다는 사실을 가족이나 주변 사람들이 잘 이해해주었으면 합니다.

새로운 독을 만들지 않으려면 두한족열이 철칙

냉기가 있으면 독이 만들어집니다. 새로운 독을 만들지 않으려면 두한족열을 해야 합니다.

두한족열의 가장 좋은 방법은 반신욕인데 24시간 탕 속에 들어가 있을 수는 없으므로, 양말을 겹겹으로 신고 바지를 입어서 아랫도리를 따뜻하게 유지하고 상반신은 얇게 입습니다.

그리고 과식을 하지 않도록 합니다. 과식한 만큼 독이 되므로 조금 모자라게(70% 정도) 먹는 습관을 들입니다. 몸을 차게 하는 음식은 먹지 않습니다.

'현미가 몸에 좋다고 해서 현미 채식을 하고 있는데 몸이 좋아지는 기미가 전혀 보이지 않는다'는 사람이 있습니다. 이것은 먹는 방법이 잘못되었기 때문입니다. 현미밥을 일반 밥솥에 지으면 깔깔해서 먹기 어렵지만, 이렇게 하는 것이 좋습니다.

젓가락으로 먹으려면 조금밖에 잡히지 않습니다. 그 적은 양을 입에 넣고 한알 한알 씹어서 먹습니다. 씹으면서 '감사합니다. 수고 많이 하셨습니다'라고 음식과 대화하면 소화도 잘됩니다. 그러나 현미를 압력솥으로 지으면 현미의 좋은 성분이 부서지고, 잘 씹지 않아도 삼킬 수 있어서 좋지 않습니다.

먹기 시작하고 15분 정도 지나야 만복감(滿腹感)이 느껴집니다. 음식을 꼭꼭 씹지 않고 후루룩 삼켜버리면 15분도 걸리지 않기 때문에 만복감을 얻을 수 없어서 더 먹고 싶다고 생각하고 과식하게 됩니다. 조금씩 천천히 먹으면 '더 먹으면 안 되는 선'에서 만복감이 생깁니다. 그리고 남기면 아깝다면서 무리하게 먹는 경우가 많은데, 이런 일이 없도록 처음부터 조금씩 준비합니다.

독(毒)을 만들지 않기 위해서 가장 어렵고 중요한 것은 마음입니다. 마음이 나쁘면 몸이 나빠지고, 몸이 나쁘면 마음이 나빠집니다. 악순환입니다.

마음가짐을 잘하라고 하면 '그건 어려워서'라면서 웃어버리는 사람이 있습니다. '네, 최선을 다해보겠습니다'라는 말을 하지 않습니다. 더 진지하고 착실하게 살아가기 바랍니다. 그리고 나만 좋으면 된다는 자기 중심적 생각을 버리고 남을 먼저 생각하고 도울 수 있는 마음을 가져야 합니다.

또 하나 중요한 것은 '세상 사람 모두가 하고 있는 일이니 옳은 것이다'라는 선입견을 버리는 일입니다. 그리고 냉기제거에 대해 '과연 이것만으로 충분할까?' 하는 불안한 마음을 갖지 않는 것입니다.

세상에는 여러 가지 건강법이 있지만 특별한 것을 할 필요는 없습니다. 병의 독은 아주 평범한 일상생활의 잘못에서 비롯되므로, 두한족열에 신경 쓰고 과식에 따른 냉기라는 아주 당연한 일을 주의하면 됩니다.

치유되었다고 원래 생활로 돌아가면 도로아미타불

냉기와 과식이라는 일상생활의 잘못을 바로잡으면 병은 치유됩니다. 그러나 좋아졌다고 이전의 잘못된 생활을 다시 한다면, 다시 독이 쌓이기 시작해서 병이 되는 것은 당연한 일입니다.

소아 천식으로 고생하고 있는 아이에게 냉기제거를 하게 하고 과식을 금지했더니 많이 좋아져서 통원치료를 그만두었습니다. 냉기제거 방법을 알았으니 집에서 지속하고 있을 거라고 생각했습니다. 하지만 이전의 잘못된 생활을 다시 시작하면서 반 년 후에 천식이 재발했다고 합니다. 그런데도 내게 데려오지 않고 병원으로 가서 강심제(强心劑)를 쓰게 되었습니다.

천식은 과식의 독 때문에 소화기가 망가지고, 그 독을 심장으로 가지고 가서 폐도 나빠집니다. 이런 것들이 모여 발작을 일으키는 곳에 강심제를 쓰면 심장의 작용을 강화하기 때문에 소화기의 독을 잘 받아들여서 발작이 억제됩니다.

그러나 강심제는 그 순간 심장의 기능만을 강화하는 것이기 때문에 강제노동을 시키는 셈이 됩니다. 심장 자체를 강하게 하는 것이 아니라 무리하게 기능시키는 것이므로 피로가 쌓이고, 극한에 달하면 바이올린의 현이 끊어지듯이 뚝 끊어집니다. 즉 심장발작, 심부전(心不全)을 일으킵니다. 다른 약들도 모두 그렇습니다. 몸을 튼튼하게 하는 약, 치유하는 약은 없습니다.

심부전에 걸린 아이가 의식불명이 되자 급히 병원으로 가서 치료를 받은 후 심장이 움직였습니다. 그런데 심장이 멈춘 사이에 뇌로 혈액이 가지 않아서 뇌사(腦死) 상태가 되고 식물인간이 되었습니다.

자신의 몸에 있는 자연치유력에 대한 믿음을 강조하고 싶습니다. 몸이 자신의 힘으로 치유하고자 하는 자연치유력을 충분히 발휘할 수 있도록 냉기를 제거하고 기초를 다지는 것이 중요합니다.

어떤 할머니가 당뇨병으로 눈이 잘 보이지 않게 되었습니다. 당뇨병은 백내장을 불러일으키기 때문에 눈이 잘 보이지 않게 된 것이지요. 하지만 그 할머니는 내 말을 제대로 이해하지 못했습니다.

"지금 한 말을 평생 지키고, 단것은 절대 먹지 마십시오."

라고 했는데도 계속해서 단것을 먹었습니다.

"또 먹었군요."

"선생님께서 단것을 먹으면 안 된다고 하셔서 인공감미료를 먹고 있습니다."

라고 아무렇지도 않게 대답했습니다.

약품은 설탕보다 더 나쁩니다. 몸에 무엇이 좋고 나쁜지 본질부터 파악하고 판단할 수 있는 눈을 갖기 바랍니다.

냉기제거 건강법을 믿고 지키면 병은 반드시 치유된다

"냉기를 제거하여 몸에서 독을 배출하면 병은 치유됩니다."
라고 말하면 좀처럼 믿으려고 하지 않습니다.

"정말인가요? 아무것도 하지 않아도 병이 치유된다는 말이에요?"

검사 기사(技士)만 30명이나 있는 큰 병원의 검사 기사에게서 밤 8시에 전화를 받았습니다.

"6시경부터 배가 아프기 시작했는데, 지난번에 장염전(腸捻轉)에 걸렸을 때와 통증이 똑같은 걸 보니 이번에도 장염전에 걸린 것 같습니다."

그래서 반신욕을 하라고 권했습니다. 그는 다음 날 6시까지 탕 속에 들어가 있었다고 합니다. 여동생의 친구였기 때문에, 여동생이 걱정되어 아침 8시경에 전화를 해보니 부인이 전화를 받아 그가 벌써 출근했다고 했습니다.

장염전은 사탕을 포장할 때 종이를 꼬는 것처럼 장이 꼬이는 병으로, 땅바닥을 구를 만큼 아픕니다. 근무처에서는 모두 걱정하고 언제라도 입원해서 곧바로 수술받을 수 있도록 준비해놓고 있었다고 합니다. 하지만 그는 일단 반신욕을 해보기로 결정하고 병원에 가지 않고 버텼습니다. 수술해야 할 사람이 아무렇지도 않게 출근하자 모두 놀란 것은 당연한 일이었습니다.

이렇듯 믿으면 치유(治癒)됩니다. '냉기제거만 한다고 과연 치유될까' 하는 불신(不信)을 가진다면 그 자체가 독이 되기 때문에 효과가 나타나지 않습니다. 그런 불신을 가지는 원인도 '선입견' 때문입니다.

설비가 잘 갖추어진 큰 병원, 권위 있는 학자가 있는 병원이 더 좋다는 선입견이 있기 때문에 아무것도 하지 않고 탕 속에 들어가기만 하면 된다는 너무나 소박한 치유법을 믿지 못하는 것입니다. 그러나 그 검사 기사는 직업상 장염전에 대해서 잘 알고 있었기 때문에 믿고 따랐고, 그 결과 수술하지 않아도 되었습니다.

반대로 오랫동안 나를 찾아오지만 좀처럼 믿지 못하는 사람이 있었습니다. 무릎이 아프다고 해서

"과식을 하지 않도록 주의하십시오."

라고 말했습니다. 그러자

"알고는 있지만 자꾸만 먹게 됩니다."

라고 했습니다. 절제(節制)를 하지 못하고 막 살면 곤란합니다.

"여기에 기록된 글을 읽고 그대로 지키면 치유됩니다."

이렇게 말하며 냉기제거에 대해 기록한 글을 건네주어도 그는 읽지 않았습니다.

생명과 관계된 일이니 진지한 마음으로 믿고 따른다면 반드시 치유됩니다.

봄은 간장의 독을 배출하는 계절, 빵이나 제철 채소를 먹도록

봄은 간장(肝臟)의 계절입니다. 간장은 해독(解毒)기관이기 때문에 독소를 몸 밖으로 배출하고 병을 치유하기 위해 1년 중 가장 활발히 움직입니다.

동양의학에서 간장은 나무〔木〕의 성질을 가진다고 합니다. 이 시기의 나무는 주로 삼목(杉木)이므로 삼목 꽃가루의 화분증(花粉症, 알레르기성 비염)이 문제가 되고 있습니다. 몸이 독을 배출하고자 할 때 삼목 꽃가루가 그 심부름꾼이 되기 위해 날아옵니다.

그러니 꽃가루를 적으로 보지 말고 들이마시면 됩니다. 눈의 충혈, 가려움, 기침, 콧물 등을 통해서 몸의 독을 모두 배출합니다.

겨울에 알레르기가 될 음식을 먹고, 게다가 과식을 하고, 난방으로 위가 따뜻하고 아래가 차가운 환경에 있었다면, 두꺼운 코트를 입고 하반신을 차게 했다면 냉기가 심해졌을 것입니다.

춥다고 몸을 움직이지 않고 따뜻한 방에서 귤만 까먹는 생활을 했다면, 이런 생활로 많은 독이 쌓이고 큰 병을 초래하는 것은 당연한 일입니다. 그러니 그전에 독을 배출하자는 것입니다. 배출되는 독은 약으로 막지 말고 마구 나오게 해야 합니다.

같은 삼목의 꽃가루를 마셔도 나와 우리 가족은 아무런 발작도 일으키지 않습니다. 알레르기성 비염에는 고양이 털이나 빈대, 진드기 등이 나쁘다고 하는데, 우리 집에는 고양이가 많습니다. 큰딸은 고양이를 두 마리나 키우는데 어린 손자들도 발작을 일으키지 않습니다.

냉기와 과식을 주의하고 냉기를 만들지 않는 생활을 한다면 독이 쌓이지 않기 때문에 발작을 일으키지 않습니다. 알레르기성 비염으로 고민하는 사람은 특히 냉기제거를 열심히 해야 합니다.

봄은 간장의 특징인 오만과 비굴이라는 감정이 잘 표출되는 계절이라 정신적으로 불안정해집니다. 가능한 한 감정적으로 치우치지 않도록 주의해야 합니다.

봄은 간장의 약이라고 할 수 있는 보리의 수확 시기이므로 밀가루로 만든 면이나 빵을 먹도록 권장합니다.

빵은 물론 천연 효모로 만든 것이나 전립분(밀기울)이 든 것을 먹습니다. 밥은 2~3분도 도정(搗精)한 쌀에 보리 등의 잡곡을 10% 정도 섞어서 일반 밥솥에 합니다.

머위, 고사리, 고비, 죽순 등 봄에 얻을 수 있는 먹을거리에는 독의 배출을 돕는 성질이 있으므로 가능한 한 제철 채소를 먹읍시다.

여름은 심장이 독을 배출하는 계절, 냉방을 주의하자!

여름은 심장의 계절입니다. 지금까지 심장이 일하면서 쌓인 피로, 즉 독소를 한꺼번에 배출하고 심장의 병을 고치려고 합니다. 이 독소는 주로 '땀'이 되어서 나오므로 여름의 땀은 중요한 역할을 합니다. 그런데 냉방을 가동해서 시원하게만 보내면 심장의 부담이 커지고 나중에 힘들어집니다. 가능한 한 자연의 법칙에 따라 땀이 나는 계절에는 충분히 땀을 흘리는 것이 좋습니다.

최근에는 심장병 환자가 늘어나 주요 사망 원인이 되고 있습니다. 이것은 냉방으로 심장이 독(毒)을 배출할 기회를 얻지 못해서 생기는 당연한 결과라고 할 수 있습니다. 다른 계절에 운동을 해서 땀을 흘리는 것보다, 사우나를 하여 땀을 흘리는 것보다 여름에 몸을 움직여서 땀을 흘리는 것이 훨씬 몸에 좋습니다.

땀을 많이 흘리면 몸이 피곤해진다는 사람이 있습니다. 이는 땀 때문이 아니라 발의 냉기 때문입니다. 여름의 따가운 햇빛 아래에서 어깨나 머리는 더욱 뜨거워지고 반대로 발은 차가워지기 때문에 몸속 각종 장기의 기능이 저하되어 더위를 먹습니다.

그러므로 여름이야말로 발의 냉기를 주의해야 합니다. 양말을 겹겹으로 신고 속바지를 입으면 혈액순환이 좋아지고 각종 장기의 기능이 좋아져서 땀이 잘 납니다. 이때 땀은 숨막힐 듯이 더운 느낌의 땀이 아니라 기분이 좋은 땀입니다.

특히 심장병을 앓는 사람이나 류머티즘, 고혈압이 있는 사람에게는 힘든 때이므로 족욕을 하거나 반신욕을 해서 발을 따뜻하게 하고 독소를 조금이라도 많이 배출하도록 신경 써야 합니다. 그리고 땀에 젖은 옷은 자주 갈아입는 게 좋습니다.

여름은 심장뿐만 아니라 소화기(위, 췌장)의 계절이라고도 합니다. 그러므로 양말을 신고 발을 따뜻하게 해도 여름을 타는 것처럼 식욕이 없어지고 위장상태가 나빠지는 증상이 나타납니다. 이것은 소화기가 피로 등의 독소를 내뿜고 치유하기 위한 것이므로 걱정할 필요가 없습니다. 과음하지 않고 과식하지 않도록 주의하면, 가을바람이 불 때쯤 심장도 소화기도 독을 모두 배출해서 몸이 한결 상쾌해진 걸 느낄 수 있습니다.

여름에는 보리차 등 보리로 된 것을 많이 먹는 것이 좋습니다. 보리는 간장의 약이므로 심장의 독을 받아들이는 간장이 잘 기능할 수 있도록 이런 음식을 많이 먹어야 합니다. 단 맥주나 위스키 등 주류는 좋지 않습니다.

여름 채소인 토마토, 오이, 가지는 땀과 열을 발산하는 성질이 있습니다. 이런 채소는 몸을 차게 하므로 다른 계절에는 좋지 않습니다. 가열 조리를 하거나 소금에 절여서 먹으십시오.

가을은 폐가 독을 배출하는 계절, 복식호흡이 효과적

가을은 폐의 계절입니다. 정확하게는 폐에 쌓인 독소가 나오는 계절, 즉 폐가 독소를 내뿜고 병을 치유하고자 하는 계절입니다.

폐는 기침이나 콧물로 독소를 배출하고자 하므로 봄처럼 심하지는 않지만 알레르기 증상이 잘 나타납니다. 또 폐는 대장(大腸)이나 피부와 연결되어 있어서 그 시기에는 설사를 하거나 습진이 생기는 일도 있습니다. 이런 증상을 약으로 억제하면 독을 원래의 자리로 되돌리는 것과 마찬가지이므로 독을 완전히 배출시키는 것이 중요합니다.

가을 산에서는 피부병을 일으키는 옻나무와 황로(거망옻나무)가 단풍이 들어서 피부에 닿으면 독을 배출하도록 적당히 도와줍니다. 어떤 증상이라도 두한족열(상반신은 얇은 옷으로 서늘하게, 하반신 특히

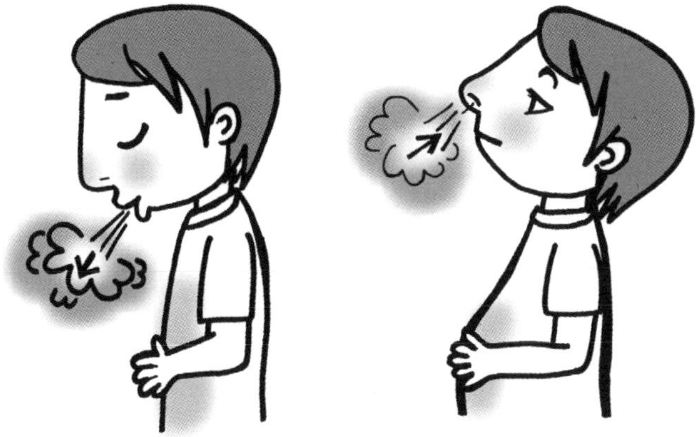

복식호흡은 휘파람을 불 듯이 입을 오므리고 숨을 내뱉는다. 들숨은 코로 자연스레 들이마신다.

발은 따뜻하게 하여 내장의 활동을 잘하게 한다)을 지킨다면 독소가 잘 배출되기 때문에 몸이 빨리 좋아집니다.

특히 폐, 대장, 피부는 배설기능을 담당하므로, 변비인 사람이나 피부가 약한 사람은 폐도 나쁠 수 있으니 주의해야 합니다. 호흡은 복식호흡(입에서 충분히 숨을 내뱉고 2~3초 쉬었다가 코로 자연히 들어오는 숨을 들이마십니다)을 하고, 특히 날숨을 주의하면 폐의 독소가 잘 배출됩니다.

초가을은 여름에 생긴 냉기(물놀이, 단것과 찬것 과식, 뜨거운 햇빛에 의한 더위 등) 때문에 열이 잘 나는 시기입니다. 해열제를 쓰면 잠시 멈추었다가 약을 먹지 않으면 다시 발열하고, 때로는 몇 주간 혹은 몇 개월이나 미열이 지속되어 결핵으로 의심을 받기도 합니다.

열이 날 때는 해열제를 먹지 말고, 양말을 많이 신어서 발을 따뜻하게 하고 반신욕을 하면 열이 내려갑니다.

가을은 폐의 보약(補藥)이라고 할 수 있는 '벼'를 수확하는 시기입니다. 밥이 맛있는 계절이니 과식을 하지 않도록 특히 주의하십시오. 과식을 하면 심장과 신장에 부담을 줍니다. 잘 익혀서 먹는 밤은 신장의 보약입니다.

겨울은 신장이 독을 배출하는 계절, 몸을 많이 움직이고 과식을 주의한다

겨울은 신장의 계절입니다. 신장의 기능이 활발해져서 쌓인 독소를 내보내고 병을 치유하려고 합니다. 이 시기의 병이란 병원에서 검사해서 알 수 있는 병뿐만 아니라, 몸속의 각종 장기가 정상으로 작용하기 위해 쌓인 눈에 보이지 않는 부담과 피로도 포함됩니다.

독소는 신장과 관계가 있는 부위로 자꾸 이동하고 증상을 불러일으킵니다. 증상이 있다는 것은 독이 나오고 있다는 증거입니다. 예를 들면 신장은 뼈와 관계가 깊으므로 겨울철에는 뼈에 장애가 생기기 쉽습니다. 넘어져서 뼈가 부러지는 것도 추워서가 아니라 신장이 독을 배출하기 위해서입니다.

귀와 신장(소화기와도 관계가 있습니다)도 관계가 있어서, 정월에 과식을 하면 중이염에 잘 걸리는데 이 경우도 마찬가지입니다. 이명

(耳鳴)이나 난청(難聽)도 이에 해당합니다.

겨울에는 요통, 허리의 냉기, 어깨결림(특히 뒷목)이 잘 생기는데 이것도 신장과 관계가 깊습니다. 그러므로 뼈와 귀, 허리는 아무리 바깥에서 치유해도 그 근본이 되는 신장을 치유하지 않으면 계속 재발합니다.

신장은 추위에 약하고 겁이 많은 장기입니다. 춥다고 이불 속에서만 지낸다면 오히려 몸이 좋지 않습니다. 동양의학에서는 '겁을 많이 내면 신장이 망가진다. 신장이 병든 사람은 겁이 많다'고 합니다. 이것은 겁이 많으면 신장이 나빠지고 신장이 나쁜 사람은 겁이 많다는 것이니 성격을 바꾸도록 노력해야 합니다.

또 추운 계절이야말로 몸을 움직여서 따뜻하게 해야 합니다. 따뜻하게 하는 방법은 옷을 많이 입거나 난방을 많이 가동하는 것이 아니라 두한족열을 해야 합니다. 즉 상반신은 가볍게 입고, 하반신은 양말을 겹겹으로 신고 속바지를 입어서 따뜻하게 합니다.

증상이 심할 때는 족욕을 하거나 반신욕을 해서 독을 잘 배출하면 증상도 빨리 없어집니다. 밤에 잠을 잘 때도 양말을 신고, 도자기 탕파(湯婆, 뜨거운 물을 넣어서 몸을 따뜻하게 하는 기구)를 이불 속에 넣고 잡니다.

폐는 건조에 약한 장기이므로 공기가 건조한 겨울에는 폐의 기능이 떨어집니다. 기침이 잘 나는 것도 기능이 떨어진 폐의 독소(이산

화탄소 등)를 가능한 한 배출하려고 하기 때문입니다. 그러므로 약으로 막는 것은 바람직하지 않습니다.

겨울에 피부가 거칠어지는 것은 피부가 폐의 기능을 대신해서 독을 배출하기 때문입니다. 아토피성 피부염의 건성 습진도 같은 이유 때문입니다. 충분히 발을 따뜻하게 하면 기침으로 체력을 소모하지 않고, 기관지염이나 폐렴에 걸릴 걱정도 없습니다. 마른 수건으로 몸을 마찰하는 것도 효과가 있습니다.

겨울에는 팥죽 등 콩을 먹을 기회가 많습니다. 콩에는 세포를 수축해서 열을 빼앗기지 않도록 하는 기능이 있습니다. 신장을 강하게 하는 기능도 있다고 합니다.

환절기는 소화기의 독을 배출하는 시기

환절기는 모든 소화기의 독이 배출되는 시기입니다. 입춘(2월 3일경), 입하(5월 5일경), 입추(8월 8일경), 입동(11월 8일경)의 18일 전부터 위장을 소중히 해야 합니다.

다른 장기가 독을 배출하는 것은 1년에 한 번인 데 반해, 소화기가 독을 배출하는 것은 네 번이나 된다는 것만 봐도 평상시 과식이 얼마나 나쁜지 알 수 있습니다.

계절이 끝날 무렵 반드시 감기에 걸리고 발열, 설사, 구토, 위통, 식욕부진, 권태감 등의 증상을 호소하는 사람이 있습니다. 이것은 모두 소화기가 독을 배출하기 때문입니다. 즉 한 계절 내내 일만 한 위와 장과 췌장이 다음 계절을 준비하면서 이제까지 쌓인 피로 등의 독소를 밖으로 배출하는 것입니다.

소화기는 아무렇지도 않고 신장이나 심장에서만 증상이 나타나는 경우도 있는데, 이것은 소화기의 독소가 신장이나 심장으로 보내졌기 때문입니다.

심장은 심장 그 자체에 증상이 나타나는 것과는 별도로 고혈압(高血壓), 뇌일혈(腦溢血), 뇌혈전(腦血栓)이라는 혈관 계통의 병으로 증상이 나타나기도 합니다. 환절기에 이런 병으로 쓰러지는 사람이 많은 것도 그 원인은 바로 과식입니다.

어깨와 팔(왼쪽이 많음)의 통증, 저림 등을 호소하는 사람도 있습니다. 이것 역시 소화기와 심장의 독소가 어깨와 팔로 보내졌기 때문에 생기는 것입니다.

신장은 신장 자체만이 아니라 관계가 깊은 부위에 독소를 보내고 증상을 보이기도 합니다. 예를 들면 중이염이나 이명, 난청 등 귀의 병이 되기도 합니다. 신장은 혈관을 관리하기 때문에 코피라는 형태로 독소를 내보내는 일도 있습니다. 그러므로 코피가 나면 막지 말고 나올 만큼 나오게 하는 것이 좋습니다.

환절기가 되면 기분이 가라앉거나 우울해지는 사람도 있습니다. 이런 상태도 넓은 의미에서 보면 독의 배출에 해당합니다. 즉 몸과 마음은 하나이므로 소화기가 나쁘면 마음의 상태는 무기력해지고 우울해집니다.

어떤 증상을 보이더라도 두한족열을 실행하면 혈액순환이 좋아지기 때문에 몸이 개선됩니다. 몸이 좋아지면 마음도 차분해집니다. 환절기에는 원래 몸이 무거운 법이라며 포기하지 말고, 반신욕을 하고 양말을 겹겹으로 신는 습관을 잘 지키면 환절기를 건강하게 보낼 수 있습니다.

독을 배출하지 않으면 병은 치유되지 않는다

병의 독을 없애고 근원을 차단하는 방법은 모두 내뱉는 것입니다. 간장, 심장, 소화기, 폐, 신장 등에 병의 독이 있으면 설사, 습진, 발열, 요통, 어깨결림, 두통, 코피, 이루(耳漏, 귓속에서 고름이 나오는 병), 혈뇨, 다래끼, 콧물 등 여러 형태로 나타납니다. 이럴 때는 '독이 나오고 싶어하는 것이다'라고 생각하고 냉기제거를 해서 배출하면 됩니다.

콧물이 나오는 것은 위와 폐에 독이 있기 때문입니다. 위와 폐의 독소가 코의 점막으로 나오는 것이니 풀어서 배출하면 됩니다.

뇌 속에 병의 독이 있을 때는 코피가 되어 나옵니다. 이것도 '독을 내는 것'이라고 의식하고 코를 풀면 코피는 멎습니다. 그런데 코피가 나면 당황해서 휴지로 틀어막거나 목덜미의 움푹한 곳을 때리는데 그럴 필요는 없습니다. 예전에는 코피 때문에 죽었다는 사람은 없었는데 최근에는 코피로 죽었다는 이야기도 들은 적이 있습니다. 이것은 수혈을 하거나 링거주사를 맞는 등 쓸데없는 짓을 하기 때문입니다.

머리에 쌓인 냉기의 독을 배출하려고 하는데 타인의 피가 들어오면 그것도 배출하고자 합니다. 이때 자신의 피도 함께 배출되기 때문에 잘 멎지 않고 상태가 더 나빠집니다.

우리 몸에는 스스로 병을 치유하고자 하는 자연치유력이 있고, 몸은 쌓인 독을 배출하고자 합니다. 그러나 서양의학에서는 약 등으로 증상만 억제하고 독을 안으로 숨깁니다. 증상이 사라지면 그 순간은 편안해지지만 독이 없어진 것은 아닙니다. 독은 계속 쌓여서 성인병이라 불리는 암이나 고혈압, 심장병 등을 유발하여 돌이킬 수 없는 상황이 됩니다.

그러나 중대한 상황이 되었다 해도 그 시점에서라도 제대로 냉기를 제거하면 치유됩니다. 이미 늦었다고 포기해서는 안 됩니다. 냉기를 제거하면 후회할 일이 줄어듭니다.

그러니 병의 독을 쌓이게 해서는 안 됩니다. 나오고 싶어할 때는 배출해야 합니다. 습진이 생기는 것은 몸속 각종 장기의 독이 밖으로 나가고 싶어하는 것이므로, 약을 발라서 출구를 막지 말고 가려울 때는 긁어서 출구를 넓혀주어야 합니다.

상처가 생기는 것도 독의 출구를 넓히기 위해서입니다. '여기서 독이 나가고 있구나'라고 생각하면 마음이 편해집니다. '곪으면 어떻게 하지' 걱정하고 항생제를 바르면 독은 출구를 잃어서 몸속에 쌓이게 됩니다.

습진이 생기거나 코피가 나는 등 독이 배출되는 다양한 형태가 나타나면, 냉기가 있어서 몸에 독이 쌓였다고 생각하고 재빨리 냉기 제거를 실행해야 합니다. 몸이 약해져 있다면 자연치유력도 약해지므로 독을 모두 배출해야 합니다.

냉기제거 건강법의 다섯 가지 법칙

두한족열을 하고,

식사는 자기 양의 70% 정도만 하고,

마음을 편하게 가지고,

병의 독은 모두 내보내고,

쓸데없는 걱정은 하지 않는다.

이것이 냉기제거 건강법의 다섯 가지 법칙입니다. 어렵게 생각할 필요가 없습니다.

자르고 붙이고 꿰매고 주사를 맞아야만 병이 치유된다고 생각하겠지만, 병은 쓸데없는 짓을 하지 않아야 더 잘 치유됩니다.

일상의 평범한 일이 가장 중요합니다. 예부터 두한족열이라 해서 발을 따뜻하게 하도록 권하고 있습니다. 사람의 체온은 36.5도 전후라고 하지만 정확하게 말하면 상반신은 그보다 체온이 조금 더 높고, 하반신은 밑으로 내려갈수록 낮아집니다.

상반신과 하반신의 미묘한 체온 차이가 몸 전체의 혈액순환에 영향을 미치기 때문에 병의 원인이 됩니다. 그래서 상반신과 하반신의 온도 차이를 옷으로 보완해서 혈액순환을 좋게 하고 몸을 다스리는 방법을 생각해냈습니다. 그것이 냉기제거 건강법입니다.

체온이 가장 낮은 발은 양말을 5~6켤레 겹겹으로 신어서 보온하고, 허리 밑으로는 실크나 면으로 된 속바지를 입어서 조절합니다. 상반신은 가볍게 반소매 블라우스만 입으면 됩니다.

높은 산을 떠올려보기 바랍니다. 밑에는 나무들이 우거져 있지만 정상으로 갈수록 나무가 적어지다가 마침내 없어집니다. 우리의 옷차림도 산처럼 밑으로 갈수록 두껍게, 위로 갈수록 가볍게 입어야 합니다. 입욕할 때도 명치 아랫부분을 미지근한 물에 담그고 천천히 몸을 데웁니다.

식사는 자기 양의 70% 정도로 합니다. 필요 이상 섭취하면 몸에 부담을 주고 몸속의 각종 장기에 나쁜 영향을 미칩니다. 화를 내거나 우울해하면 상반신이 뜨거워지고 그만큼 발은 차가워집니다. 그러니 마음을 항상 편안하게 하는 것이 중요합니다.

쓸데없는 걱정은 하지 않는 게 좋습니다. '이것만 해도 정말 치유되는 것일까' 하는 불신(不信)을 가지면 그것이 바로 독이 됩니다. 선입견이 있으면 이런 불신을 가지게 됩니다. 선입견을 버리고 순수한 마음으로 받아들이고 실행해야 합니다.

이상은 모두 일상에서 실천할 수 있는 평범한 일입니다. 이런 평범한 일을 우습게 생각하지 않는 것이 냉기제거의 기본입니다.

명현은 호전반응, 병이 치유되는 징후

배가 아프면 아픈 증상을 완화하거나 억제하기 위해서 약을 먹는 것이 서양의학의 치유법입니다. 그런데 냉기제거는 몸과 마음의 모든 독을 내보내고 병을 치유합니다. 그래서 일시적으로는 전보다 심해지는 것처럼 보이기도 합니다. 이것이 바로 독을 배출하는 호전반응이며 '명현(瞑眩)'이라고 합니다.

'명현이 없으면 병은 치유되지 않는다'는 말이 있을 정도로 명현은 중요하고, 명현이 없다면 병은 치유되지 않습니다.

수술은 독의 덩어리를 떼어내는 것이므로 일시적으로는 좋아지지만 독이 전부 떨어져나가는 것은 아닙니다. 또 수술할 때 여러 약을 쓰다 보니 냉기의 독을 만들게 됩니다. 그래서 잠시 좋아지지만 다시 나빠지는 현상을 반복합니다. 그러니 명현현상을 두려워하지 말고 몸속의 독을 배출해서 진정한 건강을 찾길 바랍니다.

명현에는 설사, 구토, 발열, 출혈, 발한, 피부 가려움증, 발진, 무력감 등이 있습니다. 이외의 모든 이상 현상도 포함됩니다. 명현이 나타나는 것은 냉기제거 효과가 나타나기 시작했다는 증거이고, 독이 더 잘 배출되고 있다는 증거입니다. 그러므로 몸속의 장기들이 독을 배출하고 병이 치유되는 방향으로 가고 있다고 볼 수 있습니다.

증상이 심해지고 통증이 더해지면 불안해지고 다급해져서 정신적 스트레스가 되고 새로운 독을 만듭니다. 그러므로 명현이 있기 때문에 병이 곧 가벼워질 것이라는 믿음을 가지고 기쁜 마음으로 참으면 좋습니다. 몸속에 독이 없어지면 독을 더 배출할 일이 없으므로 명현증상도 사라집니다.

명현의 고통은 지금까지 잘못된 생활을 한 벌이기도 하고 마음을 강하게 단련해서 병을 이길 수 있는 힘을 기르기 위한 것이라고 생각하며 잘 참고 견뎌야 합니다. 명현을 편안하게 받아들이면 갑자기 심하게 몸이 마르거나 심한 설사나 대량 출혈 등으로 탈수증상이나 빈혈이 걱정되는 경우에도 실제로는 그런 일이 일어나지 않습니다. 이것은 독의 기운이 설사나 혈액이라는 형태로 나타나는 것이지 진짜 수분이나 혈액은 나가지 않기 때문입니다.

그러나 불안해하고, 흔들리고, 다급한 마음을 가지면 진짜 수분과 혈액이 나가기 때문에 탈수증상과 빈혈이 초래될 수도 있습니다.

지금까지의 증상으로는 차분한 마음으로 명현을 견디면 길어도 보름 안에는 끝납니다.

명현은 실제로 아토피 습진이 심해졌다, 미열이 있다, 갑자기 설사를 심하게 했다, 유방암의 경우는 악취가 나는 고름이 나왔다, 심장이 나쁜 사람은 동계(動悸)의 횟수가 늘어났다, 얼굴의 기미가 진해졌다, 안절부절하지 못한다 등으로 나타납니다. 그러나 냉기제거의 기본을 잘 지킨다면 자연히 치유됩니다. 그러니 명현은 걱정하지 마십시오.

액년은 오랫동안 쌓은 독을 청소하는 기회

'무엇을 먹어도, 아무리 일을 많이 해도 감기 한 번 든 적이 없으니 나는 건강하다'고 생각하며, 병원에 간 적이 없다고 자만하는 사람이 있습니다. 과연 정말 건강한 것일까요? 실은 병이 밖으로 표출되지 않았을 뿐, 병의 독을 몸속 깊은 곳에 묻어두고 있는 것입니다.

묻어둔 병의 독은 65세 정도 되었을 때 갑자기 암이 되거나 뇌졸중 혹은 뇌경색으로 반신불수가 되는 등 여러 가지 형태로 나타납니다.

아이들은 열 살 정도까지 병의 독을 잘 배출하기 때문에 과자를 많이 먹기라도 하면 중이염에 걸리기도 합니다. 이것은 단 음식이 신장과 소화기에 나쁜 영향을 미치기 때문에 중이염이라는 형태로 표출되는 것이고, 독이 귀고름으로 밖으로 나오는 것입니다.

귀고름이 생기지 않게 약으로 억제하면 표면은 치유되지만, 다시 과식을 하면 귀고름이 생깁니다. 그러면 '이 아이는 툭하면 중이염을 앓는다'라고 하게 됩니다.

열 살이 지나면 안으로 집어넣는 힘이 강해져서 병이 밖으로 표출되지 않기 때문에 '어릴 때는 중이염에 잘 걸렸는데 나이가 드니까 더 걸리지 않는다'고 말합니다. 소아천식도 열 살이 지나면 증상이 나타나지 않습니다. 그러나 성장했기 때문에 치유되었다고 좋아해서는 안 됩니다. 냉기와 과식을 조심하는 생활을 하지 않는다면 독은 변함없이 쌓여갑니다.

오랫동안 쌓인 독은 반드시 청소해야 합니다. 그래서 액년(厄年)이 있는 것입니다. 여자는 19세와 33세, 남자는 25세와 42세가 액년입니다. 이 무렵에 병이 잘 생깁니다.

액년에도, 65세가 되어도 병을 앓고 싶지 않다면 냉기와 과식을 조심해서 몸과 마음을 건강하게 유지해야 합니다. '냉기와 과식을 조심하는 생활을 해야 한다는 것은 알지만 귀찮아서'라고 말하는 사람이 있습니다. 편하게 지내면 반드시 그 대가가 있는 법이니 병을 얻게 됩니다.

내가 섭생(攝生), 즉 "냉기와 과식을 조심해서 몸과 마음을 건강하게 사십시오"라고 하면,

"섭생을 하지 않아도 병을 고치는 것이 의사의 일 아닌가요?"라고

반론하는 환자도 있습니다.

편하게 지내면서 쌓인 독을 의사가 고쳐야 한다는 말입니다. 그렇게만 된다면 얼마나 좋겠습니까. 그러나 그런 일을 할 수 있는 의사는 없습니다. 그러니 냉기와 과식을 주의해서 자신의 몸을 지키십시오.

고생과 편안함의 균형 법칙은 우주 근본 법칙의 하나입니다. 그러므로 몸과 마음의 건강을 생각하지 않고 아무렇게나 살면서 병을 치유하려고 하는 것은 이 법칙에 어긋나는 것입니다. 어떤 명의(名醫)라도 불가능한 일입니다.

병의 원인은 세균이 아니라 마음가짐

병의 원인은 세균이라고 하지만 실은 세균이 아니라 '마음가짐'입니다. 냉기제거를 확실하게 하고 과식을 하지 않고 '마음을 편안하게 하면서 모두의 행복을 생각한다면' 세균이 들어올 틈이 없습니다. 그러나 편한 것만 찾고 아무렇게나 산다면 몸이 약해지고, 몸이 약해지면 세균이 달라붙습니다.

예를 들면 잘 익은 과일을 나무에서 따다 테이블 위에 3~4일 동안 두면 자꾸만 곰팡이가 생깁니다. 실은 나무에서 떨어져 나온 다음에 곰팡이가 생기는 것이 아니라, 처음부터 과일에는 곰팡이의 균과 세균이 있었던 것입니다. 과일이 나무로부터 영양분을 받아서 활력이 있을 때는 곰팡이가 생기지 않지만, 활력이 없어지면 차츰 균들이 활발해져서 나타나는 것입니다.

이런 예로 보아도 알 수 있듯이 몸이 건강하고 활력이 넘치면 세균은 활동하지 않습니다. O-157균이 화제가 된 적이 있습니다. 이 균도 체력이 없는 어린아이나 노인에게서 발병(發病)합니다. 체력이 있는 사람은 균이 있어도 발병하지 않습니다. 그러므로 자신이 건강하다면 세균을 무서워할 필요가 없습니다.

나는 중학교 3학년 때까지 시골에서 자랐습니다. 학교에서 돌아오면 숙제는 30분 안에 끝내고 친구들과 놀기만 했습니다. 같은 학년에 마을병원의 원장(院長) 아들이 있었는데, 어느 날 학교에서 함께 논 적이 있었습니다. 더운 여름날이었기 때문에 목이 말라서 학교의 우물물을 마셨습니다. 그곳에 있던 모든 친구가 함께 마셨는데 유독 원장 아들만 이질에 걸렸습니다.

모두 같은 물을 마셨으니 모두 이질에 걸렸어야 하지 않을까요? 우리는 평상시에 세균이 더 많은 강물도 마셨으니, 만약 세균이 병의 원인이라면 우리가 더 심한 병에 걸렸어야 합니다. 그런 것을 보면 세균이 병의 원인이라고 할 수 없습니다.

원장의 집에서는 평상시 위생을 매우 중요하게 생각했기 때문에 그는 신경이 날카롭고 몸이 허약한 아이로 자랐습니다. 세균이 조금이라도 들어가면 큰일이 생기는 것입니다.

위생도 중요하지만 그보다 저항력이 있어야 합니다. 우리는 세균을 싫어하지만 세균이 없다면 곤란해집니다. 동물이나 식물의 사체

(死體)를 분해해서 원래의 흙으로 되돌리는 것이 세균입니다. 만약 세균이 없다면 지구상에는 미라가 수북이 쌓여서 새로운 땅은 만들어지지 않고 새로운 초목은 생기지 않습니다. 세균은 나름대로 존재 이유가 있습니다. 세균이 싫다면 냉기제거를 하고 마음가짐을 바르게 해서 건강해져야 합니다.

마음의 독을 제거하는 방법

"마음의 독은 어떻게 뺄 수 있습니까?"

이런 질문을 가끔 받습니다. 마음의 독을 제거하는 방법을 모른다면 다음과 같은 방법으로 독을 제거하십시오.

① 다리를 어깨폭 정도 벌리고 서서 팔꿈치를 약간 굽히고 양손을 벌립니다. 손바닥은 위를 향하게 하고 마음의 문을 엽니다.
② 가슴 앞에서 손등을 마주보게 하고 좋은 기(氣)를 손바닥에 모읍니다.
③ 힘을 모은 손바닥을 맞추고 팔꿈치를 수평으로 한 다음 꾹 누릅니다.
④ 팔꿈치를 내리고 손가락을 조금 벌려서 그 사이에 독을 모읍니다.

마음의 독을 제거하는 방법

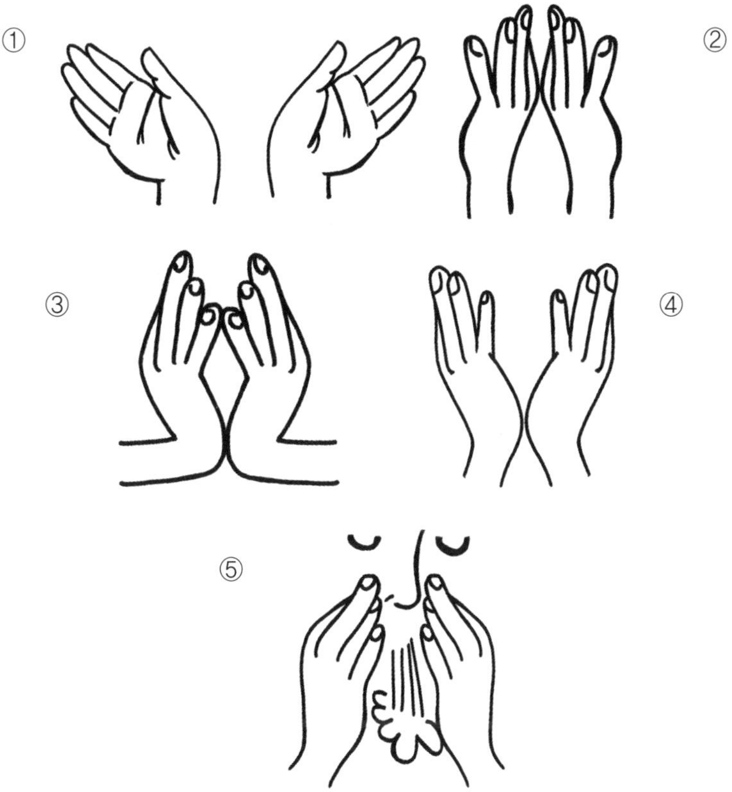

① 손바닥을 위로 향하게 한다. ② 좋은 기를 모은다. ③ 손바닥을 맞춘다.
④ 손과 손 사이에 독을 모은다. ⑤ 입으로 바람을 불어서 독을 날려버린다.

⑤ 손을 통 모양으로 만들고 그 가운데를 '후~' 하고 불어서 독을 날려버립니다.

치료하는 사람은 환자의 독을 '받아들이는' 경우가 종종 있습니다. 치료하는 사람이 그 독을 흡입하면 상대는 편해집니다. 최근에는 내 말을 잘 듣고 바른 마음가짐으로 냉기제거를 한 사람 중에, 몸이 아픈 사람의 이야기를 듣다 보면 그 사람의 독을 받아들여서 힘들다고 호소하는 사람이 있습니다. 그래서 '독을 받아들였을 때 제거하는 방법'을 기록하겠습니다.

가슴 한가운데 선과 제4늑골이 교차되는 곳이 '단중(壇中)'이라는 뜸자리인데, 이 부위 위에서 오른쪽 가운뎃손가락의 끝을 천천히 움직입니다. 이때 가운뎃손가락과 옷이 닿지 않을 정도로 거리(2~3mm)를 둡니다. 침구(鍼灸)에서 '지두(指頭)의 감(感)'이라는 부위가 있는데 그곳에 가운뎃손가락을 가볍게 두면 가운뎃손가락을 통해서 받아들인 독이 빠져나갑니다.

그런데 빠져나간 독이 어깨까지 와서 다시 몸속으로 들어간다면 의미가 없습니다. 독을 뺀 손은 자신의 손이 아니라, 저자(著者) 즉 내가 그곳에 가서 독을 제거했다고 생각하면 됩니다. 지구상은 물론 우주의 끝이라도, 한밤중이라도 가능합니다.

독을 받아들이게 되면서 스스로 영적 능력이 생겼다고 자만하는 사람이 있지만 자만은 타락으로 가는 길입니다. 항상 겸허하게 자신의 나쁜 점은 고치려는 마음으로 살아야 합니다.

칼럼

몸속의 육장육부 시계로 몸의 상태를 안다

육장육부 시계

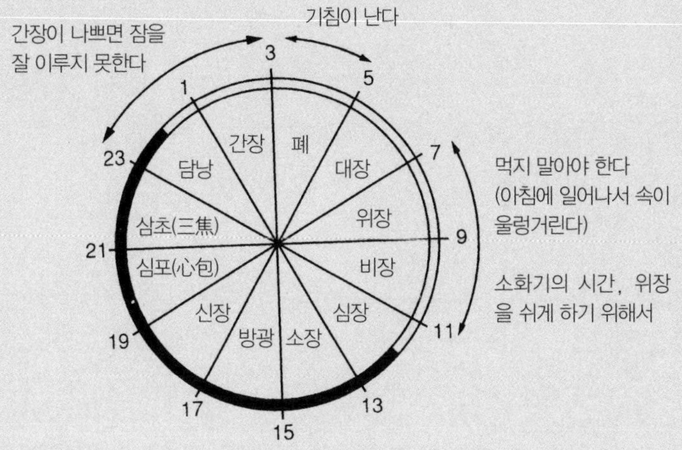

몸속의 각종 장기에는 각각 담당하는 시간이 있습니다. 폐(肺)에서 시작되는 이 순서는 침과 뜸에서 말하는 경락과도 같습니다. 몸이 개운하지 않은데 그 원인을 알지 못한다면 몸속의 육장육부(六臟六腑) 시계를 참고하는 것도 하나의 방법입니다. 잠이 든 후 오전 1시경에 상태가 좋지 않다면 그 사람은 간장이 나쁩니다. 그것을 알리기 위해서 몸이 신호를 보내는 것입니다. 드러나는 증상만 보지 말고 시점을 바꾸어서 보기 바랍니다.

위의 육장육부 시계로도 알 수 있듯이 장기에는 시계가 있고, 몸이 안 좋을 때는 먼저 그 시간대에 변화가 있습니다.

반신욕은 미지근한 물에 20분 이상 들어간다 | 욕조, 비누, 입욕제는 천연의 것이 최고 | 족욕은 반신욕과 같은 효과가 있다 | 실크 양말과 면 양말을 겹겹이 신는다 | 앞이 둥글고 폭이 넓은 구두를 신고 배독시키는 걸음걸이로 | 하의는 두껍게, 상의는 가볍게 | 실크에는 냉기, 통증, 가려움, 염증을 멎게 하는 효과가 있다 | 독을 배출하는 장수호흡법 | 운동하면 건강해진다는 것은 거짓말 | 맛있는 것을 배불리 먹는 것은 죽음을 부르는 지름길 | 몸을 따뜻하게 하는 음식, 차게 하는 음식 | 규칙적으로 먹을 필요는 없다 | 턱관절이 약해지면 수명이 짧아진다 | 바른 생활과 겸허한 마음으로 병을 차단 | 목재 골조의 흙벽으로 지은 바람 잘 통하는 집이 이상적이다

3장

냉기제거 건강법의 실천방법

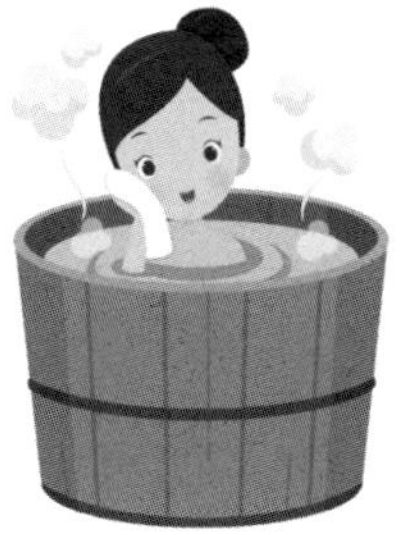

반신욕은 미지근한 물에 20분 이상 들어간다

'냉기'를 제거하기 위한 입욕(入浴)은 반신욕이 철칙입니다. 복사뼈 밑으로는 반드시 따뜻한 물에 담급니다. 반신(半身)이라고 하면 배꼽 주변을 말하지만 명치까지 잠겨도 됩니다. 단 팔은 밖으로 나오게 합니다.

물의 온도는 37~38도 정도로 미지근하게 하고 최소한 20분 이상 들어갑니다. 몸속까지 열이 충분하게 전달되고 혈액순환이 좋아지기 때문에 내장의 작용이 좋아져 땀이 납니다. 이 땀은 표피가 데워져서 나는 땀과 달리 몸속(각종 장기의 독소)에서 나는 땀입니다. 이 방법을 지속하다 보면 목욕 후 한기(寒氣)를 느끼는 일도 없고 몸이 좋아집니다.

추울 때는 온도를 서서히 올리면 땀이 납니다. 또 뜨거운 물을

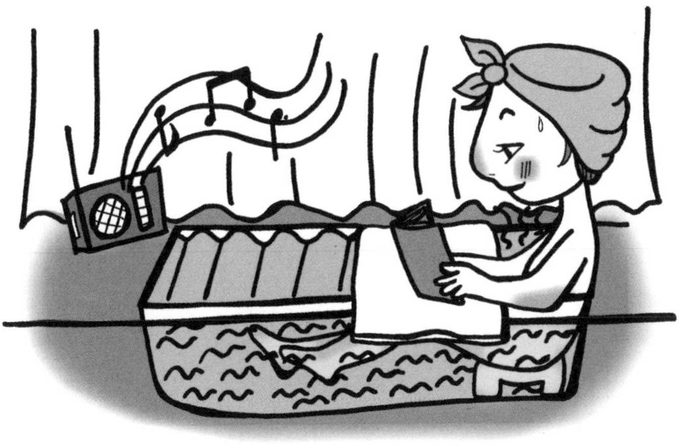

욕조 속에는 목욕탕용 의자를 두고 편안하게 즐기면 된다.

어깨에 끼얹어도 좋고, 20~30초 정도라면 어깨까지 잠겨도 상관없습니다.

땀이 나지 않는 사람도 있지만, 물에 잠긴 부위의 피부에서 독이 나오기 때문에 걱정할 필요가 없습니다. 물속에 독이 빠져나왔다고 해도 그 물의 독이 다른 사람에게 옮겨가지 않으니, 다른 사람이 그 물에 들어와도 아무런 영향을 끼치지 않습니다.

많은 사람이 이렇게 오랜 시간 욕조에 들어가 있을 수 없다고 말합니다. 그래서 좋은 예를 소개하겠습니다.

F씨는 욕조 속에 목욕탕용 작은 의자를 넣고, 욕조에는 욕조의 반 정도 크기의 뚜껑을 닫습니다. 그리고 그 위에 마른 수건을 두고 반

신욕을 하면서 책을 읽습니다. 음악을 듣는 것도 좋습니다.

건강을 위한 시간이라고 생각하고 즐기면 됩니다. 탕에서 나온 후에는 몸을 잘 닦고 매트 위에서 양말을 신습니다. 그리고 바지를 입고 하반신을 보온합니다. 상반신은 가볍게 입습니다.

아이들은 욕조에 서서 놀게 하면 됩니다. 흔히 어깨까지 물에 잠겨야 한다고 생각하는데, 이것은 표면만 데울 뿐 몸속은 따뜻해지지 않는 입욕법입니다.

며칠 동안 해야 효과가 있냐고 질문하는 사람이 있는데 그것은 사람마다 상황에 따라서 다릅니다. 우선 시도해보는 것이 좋습니다. 조급함은 마음의 냉기를 만들어서 효과를 볼 수 없습니다.

욕조, 비누, 입욕제는 천연의 것이 최고

욕조는 가능한 한 천연 목재인 화백(花柏)나무로 된 것을 권합니다. 욕조 바닥 깔개도 목재가 좋습니다. 비누도 천연 유지제품이 좋습니다. 천연 유지로 만든 비누를 구하지 못할 때는 일반 비누라도 상관없지만, 액체로 된 합성세제는 사용하지 않는 것이 좋습니다.

몸을 따뜻하게 하는 다양한 입욕제가 시중에 나와 있습니다. 특히 일본에서는 유명한 온천의 이름을 딴 입욕제가 판매되고 있는데, 대부분 망초(芒硝)라는 초산염에 명반 등의 염류를 첨가하고 향료와 색과 향을 변화시킨 것입니다. 염류가 녹아 있으면 물이 잘 식지 않는다고 하는데, 그다지 보온력은 없습니다.

삼목의 잎으로 만든 수제 입욕제 '스키코'라는 제품이 있는데 이것은 삼목의 잎 성분이 물을 잘 식지 않게 해서 몸속까지 따뜻해집니다. 이 입욕제를 넣은 탕(湯)에서 반신욕을 하다 보면 부스럼이 생기기도 하고 피부가 따끔따끔해지기도 합니다. 이것은 몸속의 독이 나오기 때문입니다. 가려울 때는 걱정하지 말고 긁어서 독이 잘 배출되도록 합니다.

반대로 피부병(皮膚病)을 앓고 있는 사람이 삼목 잎의 입욕제를 넣은 탕에 들어가면 가려움증이 없어지고 기분이 좋아지면서 환부(患部)가 깨끗해집니다.

삼목 잎으로 천연 입욕제 만드는 방법을 알려달라는 말을 많이 들었습니다. 여기서 그 방법을 소개하겠습니다.

삼목 잎은 막 딴 것이든 마른 것이든 다 좋고, 삼목의 톱밥이나 대패밥이라도 상관없습니다. 냄비에 넣어서 그것들이 잠길 정도의 물을 붓고, 다시 그 정도의 물을 더해서 섭씨 65도 이상에서 3시간 정도 끓입니다. 그 다음 망(網)으로 걸러내면 됩니다. 이 상태만으로는 곰팡이가 생기므로 식염(食鹽)을 5%(바닷물보다 조금 짤 정도) 정도 넣고 밀폐용기에 넣어 보관합니다. 이 정도라면 욕조를 녹슬게 할 염려도 없습니다. 삼목으로 만든 천연 입욕제는 한 번에 소주잔으로 2~3컵 정도 넣습니다.

입욕제를 만들고 난 삼목을 말려서 태운 재는 좋은 거름이 되므로 화단이나 밭에 뿌리면 좋습니다. 산성비를 맞은 pH가 낮은 땅이나 화학비료 때문에 산성이 된 땅의 중화제가 됩니다. 석회보다 더 효과적입니다.

입욕제는 천연으로 만든 것을 이용해서 생활하수를 오염시키지 않도록 합니다.

다리에 상처가 있거나 피부병을 앓고 있어도 반신욕이나 족욕으로 따뜻하게 해주면 곪지 않습니다. 자연치유력이 강해지고, 세균에 대한 저항력이 강해지기 때문입니다. 뜨거운 물 속에 어깨까지 담그는 입욕법은 오히려 몸의 상태를 나쁘게 하는 방법으로 화농되기 쉽습니다.

족욕은 반신욕과 같은 효과가 있다

입욕할 수 없는 날에는 뜨거운 물에 발을 담그면 몸이 따끈따끈해져서 반신욕과 같은 효과가 있습니다.

족욕을 하는 방법은, 양동이나 깊은 세숫대야에 기분 좋을 정도의 온도를 맞춰 물을 붓고 두 발을 담급니다. 이때 큰 비닐봉투(쓰레기 봉투를 이용해도 좋음)로 양동이부터 허벅지 위까지 감쌉니다. 이러면 물이 잘 식지 않습니다. 물이 식을 즈음 뜨거운 물을 더 부으면서 30분 정도 족욕을 하면 발뿐만 아니라 온몸이 따뜻해집니다. 뜨거운 물을 더 넣어 7~8분 더 담그고 천연 입욕제를 이용하면 더욱 따뜻해집니다. 이때 상의는 가능한 한 가벼운 것을 입습니다.

상처가 있어도 상관없이 반신욕을 하면 더 잘 치유되지만, 아무래도 염려된다는 사람에게는 족욕을 권합니다. 또 냉기가 심할 때나

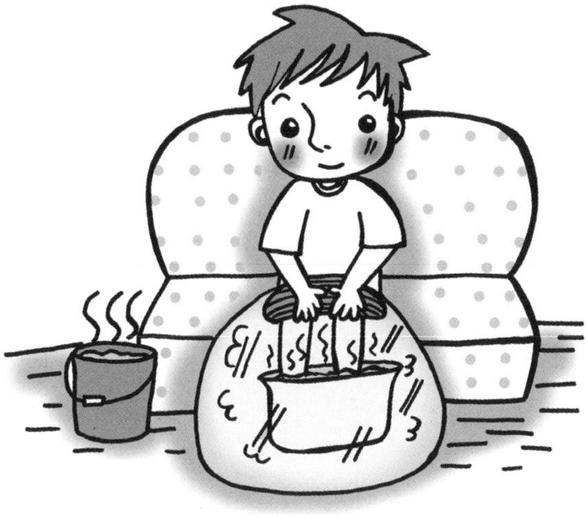

탕에 들어갈 수 없을 때는 족욕을 한다. 비닐봉지로 싸면 물이 잘 식지 않는다.

설사할 때, 생리통이나 두통이 심할 때 등 밤의 입욕시간까지 기다릴 수 없을 때도 가볍게 할 수 있는 족욕이 좋습니다.

한 번도 시도해보지 않고 "족욕이 그렇게 좋습니까?" 질문하는 사람들이 있는데 실제로 해보면 정말 기분이 좋아집니다.

다섯 살짜리 남자아이가 심한 기침과 구토로 고생하기에 족욕을 해주자 기분이 좋아지더니 그대로 잠이 들었다고 합니다. 무려 6시간 동안이나 따뜻한 물을 더해가면서 족욕을 계속해주었더니 전날 밤에는 고통스러워서 울기만 했는데 그날 밤에는 아침까지 깊은 잠을 잤다고 합니다.

다음 날 아침 아무렇지도 않게 유치원에 갔다가 집에 돌아오자마자 다시 족욕을 하고 싶다고 해서 하게 해주었더니 콧물까지 멎었다고 합니다.

이 아이는 전에도 기침과 구토로 고생했는데, 그때는 족욕의 효과를 반신반의했기 때문에 병원을 찾아다녔다고 합니다. 더 빨리 족욕을 했다면 그렇게 고생하지 않아도 되었을 텐데 말입니다.

족욕은 누구에게나, 또 어떤 증상에도 효과가 있습니다. 횟수와 시간은 병의 상태에 따라서 달라지므로 기분이 좋아질 정도로 하면 됩니다.

실크 양말과 면 양말을 겹겹이 신는다

발에는 몸속 각종 장기의 뜸자리가 집중되어 있습니다. 예를 들면 엄지발가락은 소화기나 간장과 관계가 많고, 새끼발가락은 방광(비뇨기계), 발바닥의 장심 주변은 신장…… 이렇게 몸속의 각종 장기와 관계가 많으므로 양말을 신어서 발을 따뜻하게 하면 혈액순환이 좋아지고 장기의 활동이 활발해지기 때문에 장기에 쌓인 독소를 밖으로 내보낼 수 있습니다.

그래서 독소를 받아들이는 양말은 흡수력이 좋아야 합니다. 먼저 흡수력이 가장 우수한 실크 발가락양말을 신습니다. 발가락양말을 신는 것은 하나하나의 발가락에서 나오는 독소를 잘 흡수하기 위해서입니다.

그 위에 흡수력이 좋은 면 양말, 다시 실크 양말, 이런 식으로 겹

양말 신는 법

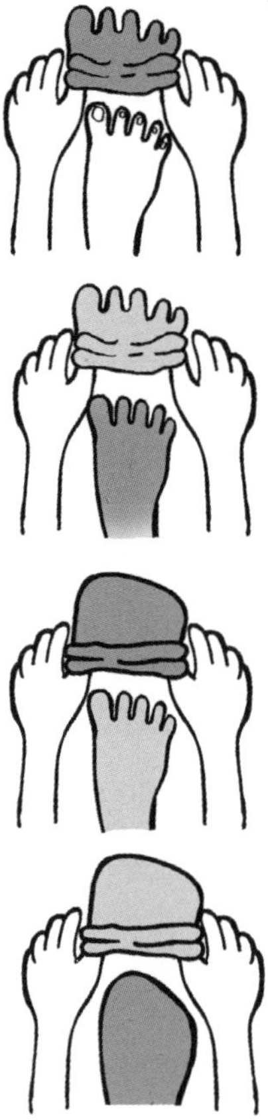

실크로 만든 발가락양말을 가장 먼저 신는다.

면으로 된 발가락양말을 신는다.

실크 보통 양말을 신는다.

면 양말을 신는다.

겹이 4~5켤레 정도의 양말을 신습니다. 마지막으로는 면이나 털 양말, 화학섬유가 조금 든 것(20% 이하)이라도 상관없습니다. 밤에 잠을 잘 때도 양말을 신습니다.

양말은 땀으로 젖기도 하고, 나쁜 냄새가 나기도 하며, 독이 나와 구멍이 뚫리기도 합니다. 또 발에는 무좀이나 습진이 생기기도 하고, 발목이나 장딴지가 가려워지기도 하며, 발가락이 빨갛게 붓기도 합니다.

이것은 독이 배출되고 있기 때문입니다. 몸이 개운해져서 독이 더 배출되지 않으면 이런 증상은 자연히 사라집니다. 겨울에는 손바닥이 갈라지기도 하고 얼기도 하는데 이것 역시 몸에서 독을 배출하는 것입니다.

가장 안에 신는 양말은 자주 갈아신도록 합니다. 아침에 일어났을 때와 잠들기 전에는 반드시 갈아신습니다. 땀으로 젖었을 때는 바로 갈아신어서 항상 청결을 유지합니다.

"아이들에게도 발가락양말을 신겨야 하나요?"라는 질문을 종종 받습니다. 갓난아기에게는 발가락양말이 무리이므로 어른의 보통 양말을 신기면 됩니다. 실크와 면 양말을 겹겹이 10켤레 정도 신기고, 상반신은 실크로 된 가벼운 반소매나 민소매의 속옷을 입힙니다. 겨울에는 바지를 입힙니다. 이렇게 하면 몸속의 각종 장기가 튼튼해지고 골격이나 살집이 탄탄한 체형이 됩니다.

걸음마를 시작할 때는 어른 양말을 신기면 잘 벗겨져서 제대로 걸을 수 없습니다. 실크와 면으로 된 어린이용 양말을 겹겹이 신기고 마지막으로 미끄럼 방지용 양말을 신깁니다. 그렇게 하면 걸음마가 늦어진다고 염려하는 분도 있는데 그런 일은 없습니다. 평발이 되지도 않습니다.

4~5세가 되면 발가락양말을 신깁니다. 신는 방법은 어른과 같습니다. 유치원에 갈 때 구두를 신는다면 4~5켤레 정도가 한계입니다. 유치원 선생님께는 미리 말씀드려서 양해를 구합니다. 밤에는 양말을 좀더 많이 신깁니다.

앞이 둥글고 폭이 넓은 구두를 신고 배독시키는 걸음걸이로

여성용 구두는 대개 폭이 좁고 뾰족해서, 신으면 엄지발가락과 새끼발가락이 아프고 발뒤꿈치도 아픕니다. 끝이 뾰족한 구두를 신으면 엄지발가락이 휘는 무지외반증(拇指外反症)이 생깁니다. 엄지발가락은 '소화기 발가락'이므로 과식을 하면 엄지발가락 관절에 이상이 생깁니다. 이럴 때 뾰족한 구두까지 신으면 발에 병이 생기는 것은 당연한 일입니다.

무지외반증을 치유하기 위해서는 과식을 하지 않으며, 냉기를 제거하고, 발과 같은 모양의 앞이 둥글고 넓은 구두를 신어야 합니다. 나는 오랫동안 발과 같은 모양의 신발을 찾아다니다가 독일제 구두(야코폼, 냉기제거 모임에서 판매하고 있음)를 만났습니다.

구두는 바닥이 부드러운 것이 좋습니다. 특히 엄지발가락의 뿌리

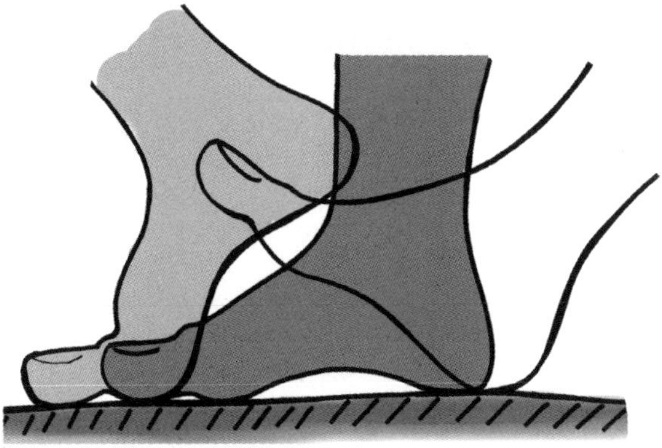

다리를 쭉 뻗고 땅을 차듯이 걸으면 독과 냉기가 잘 빠져나간다.

부분이 부드러운 것을 골라야 합니다. 구두의 바닥을 위로 하고 힘을 가해서 굽혀봅니다. 이때 힘을 상당히 가해도 잘 굽어지지 않는 것은 피해야 합니다.

걸을 때도 독을 잘 배출할 수 있는 걸음걸이가 있습니다. 발의 관절을 힘있게 움직이면서 걸으면 독이 잘 배출되어 냉기가 제거됩니다. 발목을 전후좌우로 힘껏 뻗고 크게 원을 그리면 독과 냉기가 잘 빠져나갑니다.

발가락이나 발목을 움직이면 독이 배출됩니다. 다리 근육을 쭉 뻗고 땅을 차듯이 걸으면 5분만 걸어도 땀이 납니다. 효과가 좋으니 만보계도 필요없습니다.

끝이 뾰족한 구두는 세련되어 보이기는 하지만 일할 때 신는 신발은 아닙니다. 이제는 여성도 남성 못지않게 일해야 하는 시대이므로 구두를 선택할 때도 건강을 생각해야 합니다.

자기 생각을 가지고 노동능력을 발휘하며 마음이 맞는 사람과 협력하면서 살아야 합니다. 그런 삶을 살고 있는지 아닌지는 구두만 봐도 알 수 있습니다.

하의는 두껍게, 상의는 가볍게

동양의학에 '한약은 소약(小藥), 침과 뜸은 중약(中藥), 음식의복은 대약(大藥)'이라는 말이 있습니다. 건강을 위해서는 의복의 재질이나 입는 방법이 참으로 중요합니다.

두한족열이 기본이니 먼저 양말은 5~6켤레 정도 겹겹으로 신고, 하의는 실크나 면으로 된 내복을 입습니다. 그 위에 바지나 발목까지 오는 긴 치마를 입습니다. 그러면 우아하고 멋진 차림이 됩니다.

상의는 가볍게 입습니다. 특히 독은 팔 아래쪽에서 잘 빠져나가므로 긴소매 옷은 입지 않는 것이 좋습니다. 반소매 옷을 입기 곤란할 때는 7부 정도의 옷을 입습니다. 또 소매를 넓게 해서 팔에 딱 달라붙지 않게 합니다.

틈이 있으면 독이 더 잘 빠져나가므로 실크로 된 여름용 스웨터 같은 것도 좋습니다. 목에서도 독이 잘 빠져나가므로 목 부위가 많이 파인 옷을 입습니다.

재질은 실크가 가장 좋습니다. 면은 흡수성이 좋지만 땀을 빨아들이면 눅눅해집니다. 실크는 보통 면의 3배 정도 흡수해도 전혀 눅눅한 느낌이 없습니다.

실크는 흡수한 땀을 그대로 밖으로 발산하는 힘이 강합니다. 그래서 실크는 독소로 가득 차는 일이 없고, 아무리 많이 흡수해도 발산할 수 있습니다. 실크에는 이런 훌륭한 기능이 있으므로 피부호흡을 활발하게 하고 독소를 잘 배출합니다.

실크는 다공성(多孔性)이므로 기체를 많이 포함할 수 있습니다. 그래서 피부의 독소를 잘 흡수하고 공기를 많이 함유해서 보온효과도 있습니다.

다른 어떤 섬유보다 열을 잘 전하지 않는 성질이 있어서 겨울에는 열을 빼앗기지 않아 따뜻하고, 여름에는 반대로 외부의 열기를 안으로 들이지 않기 때문에 시원하게 지낼 수 있습니다.

실크는 계절에 관계없이 1년 내내 입고 싶은 섬유입니다. 특히 병이 있을 때는 반드시 실크 옷을 입는 것이 좋습니다. 피부질환이 있을 때는 환부에 실크 천을 감아두면 효과가 있고 욕창을 방지하는 데도 좋습니다.

옷도 양말과 마찬가지로 실크와 면을 겹겹으로 입습니다. 몸에 딱 달라붙지 않고 크게 입는 것이 독을 더 잘 배출합니다. 옷에 여유가 있으면 움직일 때 옷과 피부 사이에 마찰이 생기는데 이 마찰은 독을 배출하는 데 도움이 됩니다.

실크에는 냉기, 통증, 가려움증, 염증을 멎게 하는 효과가 있다

최근에는 먹을거리와 병의 연관성에 대한 정보가 넘쳐나고 관심이 집중되고 있지만, 몸에 걸치는 옷은 건강과 관계가 없다고 생각합니다. 하지만 그렇지 않습니다.

우리 몸의 표면은 끊임없이 피부호흡을 하고 땀과 지방 그리고 몸속 각종 장기의 독을 밖으로 배출하고 있습니다. 예를 들면 겨울에는 전혀 땀을 흘리지 않는다고 생각하지만 겨울에도 하루에 1~1.5리터의 수분을 발산하므로 옷의 역할은 대단합니다. 동양의학에서 먹는 것과 입는 것을 최대의 약이라고 한 것도 그 때문입니다.

모양보다는 피부의 기능(호흡)을 멎게 하지 않는 천연섬유로 만든 것을 선택하도록 합니다. 천연섬유라면 면, 실크, 마, 모 등이 대표적이므로 각각 용도에 따라 이용할 것을 권합니다.

우선 실크는 땀과 독소를 잘 흡수하기 때문에 피부에 직접 접촉하는 옷은 실크가 가장 좋습니다. 실크는 보온성이 높을 뿐 아니라, 몸속의 독을 밖으로 배출하고 외부의 독을 안으로 들이지 않는 기능이 있습니다. 그러므로 피부에 직접 닿게 해도 좋고 옷과 옷 사이에 입어도 좋습니다. 면은 흡수력이 좋지만 바로 눅눅해지는 데 비해 실크는 땀을 흘려도 눅눅해지지 않아서 항상 쾌적합니다.

몸의 어느 부위라도 냉기와 통증, 가려움증, 염증이 있을 때 실크를 이용하면 믿을 수 없을 만큼 효과가 있습니다. 예를 들면 아토피성 피부염이나 두드러기, 습진일 때는 환부에 실크를 감아둡니다. 허리나 팔꿈치, 무릎 등의 관절이 아플 때 아픈 부위에 대거나 감으면 통증이 사라집니다. 두통이 있을 때는 이마에, 눈이 아플 때는 눈 위에 감습니다. 열이 있을 때도 베개에 실크를 감아서 쉬면 열이 내려갑니다. 항상 실크 스카프를 가지고 다니면 건강에 많은 도움이 됩니다.

나일론, 아크릴, 폴리에스테르, 레이온 등의 합성섬유는 피부에 닿지 않도록 해야 합니다. 팬티스타킹을 꼭 신어야 한다면 실크로 된 것을 선택하십시오.

바지 속에 팬티스타킹을 신는 사람도 있는데, 실크로 된 것이라 해도 입지 않는 것이 좋습니다. 면이나 실크로 된 헐렁한 속바지를 입는 것이 좋습니다.

직업상 치마를 입어야 하는 사람은 집에서만이라도 양말을 겹겹이 신고, 잠을 잘 때도 양말을 신고 자며, 1년 내내 도자기 탕파를 이용할 것을 권합니다.

실크는 오렌지를 원료로 만든 천연세제로 미지근한 물에서 빨도록 합니다. 헹굴 때 식초를 조금 떨어뜨리면 광택이 납니다. 실크는 자외선에 약하기 때문에 반드시 그늘에서 말려야 합니다.

독을 배출하는 장수호흡법

호흡은 공기를 들이마시는 것이라고 생각하는 사람들이 많은데 실은 공기를 내뱉는 것입니다. '호흡'이라는 글자에서 앞에 등장하는 글자 '호(呼)'는 내뱉는다는 뜻이므로 먼저 날숨을 쉽니다. 더러운 것이 가득 들어 있으면 깨끗한 공기가 들어올 수 없으므로 충분히 배출하는 것이 중요합니다.

내뱉을 때는 가슴이 아니라 배에서 합니다. 배꼽을 등으로 붙인다는 느낌으로 오랫동안 계속해서 내뱉으면 횡격막이 올라가서 숨이 배출됩니다.

이 호흡법에 익숙해지면 상당히 많이 내뱉을 수 있습니다. 내뱉을 수 있을 만큼 내뱉으며 그냥 힘을 뺍니다. 무리하게 숨을 들이마시려고 하지 않아도 들어옵니다. 배를 부풀리거나 무리하게 들이마실 필요는 없습니다.

마신 공기를 바로 내뱉으면 안에서 가스를 교환할 시간이 없으므로 4~5초 정도 숨을 멈추었다가 가능한 한 천천히 내뱉습니다. 이때 '독을 내뱉는다'고 생각하면 독이 잘 빠져나갑니다.

이런 복식호흡은 날숨을 쉴 때 휘파람을 불 듯이 입을 오므리고 조금씩 저항을 느끼면서 내뱉습니다(익숙해지면 코로 날숨을 쉴 수도 있습니다). 들이마실 때는 코로 자연스레 들이마시면 됩니다.

들숨을 쉴 때 반드시 코로 들이마시는 이유가 있습니다. 코로 들어온 공기는 비강(鼻腔), 인두(咽頭), 후두(喉頭) 등의 상부 기도(氣道)를 지나는 사이에 데워지고 적당한 습도를 지니게 됩니다. 폐는 냉기와 건조함을 싫어합니다. 코로 들이마심으로써 온도와 습도가 더해지는 것입니다. 또 공기 중의 먼지가 그대로 들어오면 곤란합니다. 큰 먼지는 콧속의 콧털이나 상기도의 점막에서 제거되기 때문에 들이마실 때는 코를 통해야만 몸에 좋습니다.

좋은 것을 받아들이고자 할 때는 무조건 좋은 것만 욕심 부리기 전에 나쁜 것을 먼저 내보내야 합니다. 호흡을 할 때 몸속의 나쁜 것을 모두 내보내고 나면 들어오라고 하지 않아도 좋은 공기가 자연히 들어옵니다.

복식호흡은 익숙해지기 전까지는 무의식적으로 되지 않으니 매일 몇 번씩 연습하기 바랍니다. 누워 있을 때나 일어나 있을 때나 상관없이 아무 때나 복식호흡을 10번씩 계속합니다.

가능한 한 천천히 내뱉고 나서 멈추면 자연히 공기가 들어옵니다. 들어오면 4~5초 정도 멈추었다가 다시 천천히 내뱉습니다. 이것을 반복합니다.

석가모니는 100여 가지 호흡법으로 두통 등의 병을 치유했다고 합니다. 어렵고 까다로운 호흡법을 하지 않아도 복식호흡을 매일 조금씩 하면 독이 배출되고 건강해져서 장수할 수 있습니다.

운동하면 건강해진다는 것은 거짓말

근육이나 관절을 움직이면 독이 잘 빠져나가기 때문에 몸을 움직이는 것은 좋은 일입니다. 그런데 그 움직임이란 훈련을 받을 때처럼 정해진 수동적인 동작이 아니라 스스로 움직이고 싶은 대로 움직이는 자주적인 것이 더 효과적입니다.

그러므로 에어로빅이나 조깅, 테니스를 하는 것보다 집에서 마루를 쓸거나 가구를 닦는 등 집안일을 하는 것이 더 좋습니다. 집 안에서는 몸을 써야 할 일이 많습니다. 그 일을 열심히 하면 충분히 운동이 되기 때문에 달리 운동할 필요가 없습니다.

집 안을 깨끗하게 하면 가구를 비롯한 집 안 물건들이 모두 기뻐하고 감사해합니다. 나 자신만을 위한 운동보다는 나와 집 안의 모든 것이 함께 기뻐할 수 있는 일을 하는 것이 더 좋습니다. 게다가 돈도 들지 않습니다.

운동선수는 훈련을 받았음에도 다치는 사람이 많습니다. 씨름선수들도 붕대를 감고 나오는 것을 많이 봅니다. 이것은 병이 있기 때문입니다. 이런 것을 보면 알 수 있듯이 운동한다고 반드시 튼튼해지는 것은 아닙니다.

건강을 위해서 조깅하는 사람들이 많습니다. A씨는 '아버지가 환갑 전에 돌아가신 것은 심장이 나빴기 때문이다. 그 원인은 운동부족이니 조깅을 하자'라고 생각하여 조깅을 시작했습니다. 그런데 조깅하는 도중 심장병으로 59세에 죽었습니다. 이처럼 냉기와 과식을 주의하지 않고 운동만 한다면 건강에 도움이 되지 않습니다.

갓난아기는 스스로 손과 발을 움직이면서 운동합니다. 어머니나 아버지가 손목이나 발목을 잡고 흔들어주면, 게다가 노래를 부르면서 리듬에 맞추어 흔들어주면 리듬감도 생기고 독도 많이 배출되기 때문에 기분이 좋아져서 깔깔거리며 웃습니다.

점점 익숙해지면 겨드랑이에 손을 끼워서 높이 올려주기도 하고 발목을 잡아서 거꾸로 들어보기도 합니다. 아이는 즐거워하면서 튼튼해지고 어른들에게도 운동이 됩니다.

보통 훈련과 놀이를 구분하고 훈련 1시간, 놀이 1시간으로 나누어서 하는데 이러면 2시간이 걸립니다. 그러나 부모와 함께 이렇게 놀면 30분이면 충분합니다.

아이가 밤에 깨서 우는 것은 발이 차서 기분이 상했기 때문이거나 운동부족 때문입니다. 운동부족을 해소하기 위해서 우는 것입니다. 낮에 잘 놀면 밤에 울지 않습니다.

맛있는 것을 배불리 먹는 것은 죽음을 부르는 지름길

맛있는 음식을 배불리 먹는 것이 좋은 인생이라고 생각하는 사람은 죽음을 향해 지름길을 달리고 있는 것입니다. 고기를 먹어야 힘이 난다고 생각하는 것은, 고기를 많이 먹는 서양 사람은 부유하고 진보한 사람이라는 선입견이 있기 때문입니다. 그러니 우리 서민도 열심히 고기를 먹어야 한다…… 이런 생각은 수명을 단축하는 일입니다.

미국에서는 육식에 대한 반성의 소리가 날로 높아지고 있습니다. 요즘은 기름기 많은 고기가 잘 팔리지 않는다고 합니다.

일본 가나카와 현에 유즈리하라라는 마을이 있는데 그곳에서는 비탈길에 밭을 만들어 채소를 주로 먹었습니다. 모두가 장수하고 70~80세가 되어도 밭일을 했습니다.

그런데 도쿄올림픽 때 도로가 생기면서 마을 안에까지 차가 들어가게 되자 40~50세의 사람들이 심장병으로 죽었습니다.

원인을 찾아보니 길이 생겨서 교통이 편리해지자 쉽게 다른 마을로 나가 동물성 지방 음식을 사먹게 되어 심장병이 많아졌다는 것입니다. 노인들이 먼저 죽은 아들과 딸의 산소를 찾아가야 하는 묘한 일이 생겼습니다.

그러니 '고기를 먹는 것은 좋은 일이다'는 생각을 버려야 합니다. 우리 몸에는 해조류나 콩이 가장 좋습니다. 하루 섭취량은1,800kcal나 필요하지 않습니다. 1,200kcal만 있으면 충분합니다. 반찬도 많이 필요없습니다. 과식하지 않도록 자기 식사량의 70% 정도 되었을 때 수저를 놓아야 합니다.

비타민이나 미네랄이 중요하다고 하지만, 냉기를 제거해서 몸의 기능이 정상이라면 몸속에서 비타민이 만들어집니다. 냉기가 있어서 몸속의 각종 장기가 나쁘기 때문에 비타민이 만들어지지 않는 것입니다.

그러므로 비타민이 부족하다는 생각에 채소만 먹는다고 해도 빈혈이 생기지는 않습니다. 왜냐하면 채소를 먹으면 엽록소가 몸에 들어가는데 엽록소는 아미노산의 한가운데에 마그네슘이 들어 있기 때문입니다. 그리고 혈색소는 아미노산의 한가운데에 철이 들어 있습니다.

원자(原子)는 양자(陽子)와 전자(電子)가 함께 있으면 그 조합으로 물질이 변합니다. 몸속에서 '원자 전환(轉換)'을 하기 때문에 걱정할 필요가 없습니다.

몸을 따뜻하게 하는 음식, 차게 하는 음식

몸을 따뜻하게 하는 성질을 지닌 음식으로는 해조류가 있습니다. 몸을 따뜻하게 한다는 것은 냉기를 제거한다는 뜻이고, 차게 한다는 것은 냉기를 만든다는 의미입니다. 온도 자체와는 관계가 없습니다.

다른 나라 사람들은 해조류를 잘 먹지 않는데, 해조류는 몸을 따뜻하게 하는 성질이 무척 강합니다. 해조류가 산을 만나면 자신이 가지고 있는 칼슘을 밖으로 내뱉는 성질이 있습니다. 위 속에는 산이 있으므로 위에 들어간 해조류는 칼슘을 뱉어냅니다. 그러므로 해조류를 먹으면 우유를 마실 필요가 없습니다.

또한 해조류는 알칼리를 만나면 주변의 나트륨을 흡수합니다. 소장(小腸) 속에서는 장액이라는 강알칼리성 액이 분비되고 있기 때문에 주변의 나트륨을 흡수해서 혈압을 내리는 기능을 합니다. 그러므로 해조류는 매일 먹는 것이 좋습니다.

땅속에서 자라는 뿌리채소도 따뜻하게 하는 성질이 강합니다. 우엉, 당근, 무, 고구마, 감자 등이 여기에 속합니다. 생으로 먹는 것은 좋지 않으므로 가열해서 먹도록 합니다. 날채소는 차게 하는 성질이 있지만 소금을 뿌리면 따뜻하게 하는 성질로 바뀝니다. 장아찌를 만들어서 먹거나 햇볕에 말려서 먹으면 더욱 좋습니다.

햇볕에 말려서 만든 무말랭이, 말린 고구마, 말린 버섯 등은 몸을 따뜻하게 합니다. 하지만 최근에는 햇볕에 말리지 않고 기계로 말리는 것도 많으니 조리 전에 한 번은 햇볕을 보게 하는 것이 좋습니다. 백설탕도 병에 넣은 그대로 1~2시간 햇볕을 쬔 후에 사용하면 해가 줄어듭니다. 정제한 소금도 마찬가지로 햇볕을 쬔 다음 사용합니다.

현미나 보리, 피, 조 같은 것들이 몸을 따뜻하게 하는 곡물입니다. 백미만 있을 때는 백미에 보리와 조를 10% 정도 섞어서 먹습니다.

현미로 밥을 지을 때 압력솥을 이용하면 고온 · 고압으로 현미가 가지고 있는 좋은 영양소들이 파괴됩니다. 돌솥에 밥을 지으면 딱딱하기는 하지만 잘 씹어서 먹으면 소화불량이 되는 일은 없습니다. 더 부드럽게 해서 먹고 싶을 때는 죽으로 만들어 먹으면 됩니다. 잘 씹으면 입안에서 죽처럼 되기 때문에, 죽을 솥에서 만들지 않고 입안에서 만든다는 마음으로 잘 씹어서 먹는 것이 좋습니다.

현미를 씻어서 큰 냄비에 담고 냄비 속에 들어갈 정도의 작은 뚜껑을 그 위에 얹어서 부드러워질 때까지 약한 불에 끓입니다. 내 경험으로는 1시간이면 충분합니다.

콩이나 두부, 청국장 같은 것도 몸을 따뜻하게 하는 음식입니다. 몸을 따뜻하게 해서 냉기제거에 좋은 음식으로 해조류와 콩을 주로 한 잡곡 현미밥을 권장합니다. 모든 음식 재료는 가열 조리하거나 소금에 절이는 것이 좋습니다.

규칙적으로 먹을 필요는 없다

'아침, 점심, 저녁 규칙적으로 식사를 해야 하고, 30종류 이상의 재료로 만든 음식을 먹어야 하며, 하루에 필요한 칼로리는 1,500kcal입니다.' 이것이 일반적인 상식이지만 무시해도 됩니다.

하루에 세 끼를 꼭 챙겨서 먹으면 과식이 될 위험이 있습니다. 특히 아침을 먹고 싶지 않으면 먹지 않아도 됩니다. 먹고 싶지 않다는 것은 소화기 상태가 좋지 않다는 것이므로 쉬게 해야 합니다.

한 끼만 안 먹어도 다리가 떨리고 힘이 없다는 사람이 있습니다. 음식을 먹으면 위에서 소화되고 장(腸)으로 가기까지 몇 시간이나 걸린다고 생각하십니까? 고등학교 생물시간에 배웠을 텐데 대체로 3시간 정도 걸립니다. 아침 8시에 먹으면 에너지가 되는 때는 11시경입니다.

그리고 소장에서 흡수되고 간장에 저장된 후 필요에 따라서 나오는 것이므로, 과잉일 때는 피하지방이나 몸속 각종 장기 사이사이에 지방으로 쌓입니다. 그러므로 한 끼 안 먹었다고 힘이 없어지는 일 따위는 없습니다.

지금 움직이고 있는 에너지는 1주일 전 혹은 2주일 전의 것입니다. 저혈당으로 경련을 일으키는 사람도 있는데 몸을 보면 뚱뚱하고 비만인 경우가 많습니다. 그동안 저장한 지방을 태우면 먹지 않아도 움직일 수 있는데 그것을 하지 못하는 것입니다. 이것은 '먹지 않으면 힘이 없다'는 미신이 머릿속을 지배하고 있기 때문입니다. 그 생각만으로도 지방이 포도당으로 바뀌지 않고 저혈당을 일으키는 것입니다. 요즘 심신의학(心身醫學)에서는 이런 생각(마음의 상태) 때문에 몸의 상태가 바뀌는 것에 주목하고 있습니다.

이것을 과학적 방법으로 증명한 것이 파블로프의 조건반사학입니다. 그는 정신상태와 몸의 상태는 매우 잘 전도된다는 것을 증명했습니다.

그러니 '반드시 먹어야 한다'는 생각을 버려야 합니다. 우리는 얼굴과 성격이 각자 다르듯이 몸의 상태도 각각 다릅니다. 규칙의 제한을 받을 필요가 없습니다. 걱정하지 말고 마음을 편안하게 가지면 됩니다.

최근 칼슘, 비타민, 철분 등의 부족을 보충하기 위해서 여러 가지 건강식품과 의약품이 판매되고 있습니다. 우리 몸은 수학공식처럼 부족한 것을 더하면 되는 식으로 그렇게 단순하지 않습니다.

칼슘제를 먹어도 장(腸) 기능이 나쁘면 흡수되지 않고, 흡수되었다고 해도 칼슘을 조정하는 신장의 기능이 나쁘면 충분히 도움이 되지 않습니다.

칼로리도 신경 쓸 필요가 없습니다. 70%(사실은 50%가 좋음) 정도만 먹어서 과식하지 않는 것이 중요합니다.

턱관절이 약해지면 수명이 짧아진다

음식을 꼭꼭 씹어서 먹으면 음식물이 소화액과 잘 섞여서 소화흡수가 좋아집니다. 여기까지는 일반적으로 알고 있는 사실이지만, 실은 씹는 것은 더 중요한 일을 합니다.

딱딱한 것을 잘 씹으면 턱관절과 턱뼈가 단련됩니다. 턱관절이 약하면 아무리 이가 가지런해도 몸의 심지가 약해집니다.

동양의학에서는 위맥(胃脈)이라고 하는데, 생명력의 중심 세기를 나타내는 맥을 말합니다. 증상이 매우 심해서 더 희망이 없다고 생각되는 환자라도 위맥이 튼튼하면 문제가 없습니다. 반대로 튼튼하게 보여도 위맥이 약하면 위험합니다. 이런 위맥과 관계가 있는 것이 턱의 관절입니다. 관절은 '씹는 것'으로 단련됩니다.

어느 치과의사가 '이가 아무리 가지런해도 턱관절이 약한 사람은 몸이 약하다. 이 배열이 가지런하지 않아서 서로 맞물리지 않아도 턱관절이 튼튼한 사람은 건강하다'고 했습니다.

정말 그렇습니다. 턱관절이 약하면 수명이 줄어듭니다. 요즘은 아이들이 싫어한다고 연한 것만 먹이는데, 딱딱한 것을 잘 씹어서 먹도록 가르쳐야 합니다.

그외에도 씹는 것의 이점은 소화흡수가 잘되어 소식(小食)해도, 거친 음식을 먹어도 영양부족이 되는 일은 없다는 것입니다. 잘 씹어서 먹을 경우 먹기 시작한 후 15분 정도 지나면 혈당이 상승하고 30분 후에 만복감(滿腹感)이 생기므로, 이때 수저를 놓으면 적당한 양을 먹게 되고 과식하는 일이 없어집니다.

턱관절의 바깥쪽에 있는 귀밑샘이 '씹는' 동작의 자극을 받아서 타액 분비를 왕성하게 할 뿐 아니라 젊어지는 호르몬이라 불리는 파로틴(침 속에 있는 호르몬 성분, 이나 뼈를 튼튼하게 함) 분비도 늘어납니다. 그러면 자연치유력, 즉 생명력이 강해집니다. 잘 씹으면 머리의 기능도 좋아집니다.

씹는 동작이 건강에 얼마나 좋은지 이제 잘 이해했을 것입니다. 그렇다면 다음 사항에 주의하기 바랍니다.

먼저 입안에 음식이 들어 있을 때는 물을 마시지 않습니다. 밥을 씹고 있을 때 국을 먹으면 입안의 밥은 잘 씹히지 않은 상태에서 위로 들어갑니다. 밥을 물에 말아서 먹는 것도 마찬가지로 좋지 않습니다.

손가락 한 마디 정도의 적은 양을 입에 넣어 잘 씹고, 입안에 음식이 있을 때는 다른 것을 넣지 않습니다. 입을 크게 벌려서 먹는 것은 좋지 않습니다.

환자에게 특별히 소화가 잘되는 것을 먹일 필요는 없습니다. 잘 씹으면 소화가 잘되므로 죽은 솥에서가 아니라 입안에서 만듭니다. 마시는 섬유질이나 채소주스처럼 씹어서 먹는 음식이 아닌 것은 그 효과를 충분히 발휘하지 못합니다.

바른 생활과 겸허한 마음으로 병을 차단

병에 걸리는 이유는 '일상생활'이 잘못되었기 때문입니다. 일상생활을 바르게 하면 병은 치유됩니다.

어느 할머니가 몸이 좋지 않아서 병원을 찾아왔습니다. 진찰을 해보았더니 그동안 단것을 너무 많이 먹었습니다. 그래서 "단것을 너무 많이 먹어서 나빠진 것이니 이제 더 먹으면 안 됩니다"라고 말했습니다.

그러자 같이 온 할머니의 보호자가 "당분간 단것은 참읍시다. 몸이 회복되면 다시 먹을 수 있잖아요"라면서 위로했습니다.

대체로 병이 생기는 까닭은 과식이라는 잘못된 습관 때문입니다. 그러니 치유되었다고 다시 과식하면 병이 재발합니다. 이렇게 반복되면 참으로 곤란합니다.

"양말을 겹겹이 많이 신고, 하반신은 따뜻하게 상반신은 시원하게 하십시오. 반신욕을 하고 과식을 하지 않도록 합니다. 고기와 생선, 유제품은 먹지 마십시오. 해조류와 콩, 고구마와 감자, 뿌리채소, 장아찌, 말린 먹을거리는 몸을 따뜻하게 하는 음식이니 먹어도 됩니다."

항상 환자에게 이렇게 말하지만 주의 깊게 듣는 사람은 많지 않습니다. 양말을 신지 않으면 야단을 맞으니까 병원 앞에서 양말을 신고, 나가서는 다시 벗는 사람도 있습니다. 이런 마음으로는 건강을 유지할 수 없습니다.

병에 걸리고 싶지 않다, 병을 반드시 치유하고 싶다고 생각한다면 지시하는 대로 따라야 합니다. 순수한 마음으로 믿어야 합니다. 그리고 귀찮아하지 않고 실행하고자 하는 마음가짐도 다잡아주기 바랍니다.

세상에 완전한 사람은 없습니다. 불완전하기 때문에 혼자서 살아갈 수 없고, 혼자서 살아갈 수 없다는 것은 서로 도움을 주고받아야 한다는 것입니다.

도움을 받아야 할 일이 있다면 도움을 줄 수 있는 일도 있습니다. 그러니 어려운 상황에 있는 사람은 도울 수 있는 사람이 도와야 합니다. 그 대신 내가 아무리 열심히 해도 불가능한 일이 있다면 그것을 잘할 수 있는 사람의 도움을 받으면 됩니다. 그러면 서로 평등합니다.

그러므로 내가 뭔가를 잘할 수 있는 능력이 있다고 자만해서는 안 됩니다. 올림픽에서 금메달을 땄다고 해도, 운동에 재능이 있다고 해도, 재산을 많이 가졌다고 해도 아무런 의미가 없습니다.

무엇을 위해서, 누군가를 위해서, 어떻게 사용하는가가 가장 중요하고 의미 있는 일입니다. 모두에게 도움이 되도록, 행복을 위해서 쓸 수 있는 겸허한 마음을 가지기 바랍니다.

목재 골조의 흙벽으로 지은 바람 잘 통하는 집이 이상적이다

철근 콘크리트는 우리 풍토에 맞지 않습니다. 음식과 마찬가지로 그 나라 풍토에 맞는, 가능한 한 그 땅에서 얻은 재료로 만든 것이 좋습니다.

우리에게는 흙집이 가장 이상적입니다. 나무와 흙에도 단열성(斷熱性)이 있으므로 더위와 추위를 완화해줍니다. 또한 흡습성(吸濕性)이 있어서 습도조절도 가능합니다. 이런 점을 보아도 우리에게는 흙집이 가장 좋습니다.

나는 난방이나 냉방을 위한 기계를 사용하지 않습니다. 집은 자연의 바람이 잘 통할 수 있도록 연구했습니다. 바람이 잘 통하기 위해서는 위아래에 공기가 지나가는 길을 만들어야 합니다. 지붕에 창을 달면 밑으로 들어온 공기가 위로 나가기 때문에 적당합니다.

최근에는 밀폐된 집들이 많고 쉽게 개조할 수도 없지만, 가능한 한 냉난방을 하지 않는 것이 좋습니다.

겨울에 난방을 가동하면 일어섰을 때 얼굴 높이와 무릎 높이에서 10도 정도의 온도 차이가 생깁니다. 위의 온도가 10도 정도 높으면 몸에도 나쁩니다. 이런 곳에서 겨울을 보내면 병에 걸리지 않을 수 없습니다.

발은 차고 공기는 건조하면 폐는 건조에 약하기 때문에 먼저 폐부터 망가지고 코감기에 걸립니다. 그다음에는 목이 아프고 호흡기도 나빠집니다.

난방을 가동했을 때는 선풍기를 이용해서 아래위의 공기를 섞어 온도 차이를 없앱니다.

난방을 할 때는 선풍기를 높은 곳에 두고 위쪽을 향해 틀어서 뜨거운 공기가 위에 머물지 않도록 합니다. 또 냉방할 때는 냉기가 밑에 머물지 않도록 선풍기를 바닥에 둡니다. 에어컨보다는 선풍기가 좋습니다.

단 선풍기 바람을 직접 몸에 닿게 해서는 안 됩니다. 바람이 몸에 직접 닿으면 좋지 않으므로 간접 바람을 이용합니다. 선풍기를 회전시켜서 바람이 골고루 가게 합니다.

실온이 15도 이상이면 그다지 춥지 않습니다. 20도 이상이면 '조금 덥다'는 느낌이 있으므로 15~18도 정도가 이상적입니다.

선풍기를 사용하면 스토브 위에서 빨래를 말리지 않아도 바람으로 습기를 날려버리므로 멀리 떨어진 곳에 두어도 잘 마릅니다. 이러면 화재의 위험도 없습니다.

칼럼

양말이 닳는 정도를 보면 몸 상태를 알 수 있다

몸속 각종 장기와 관련이 있는 발바닥의 혈

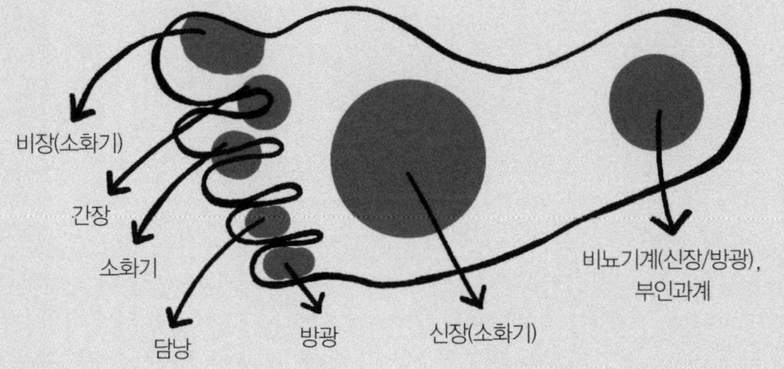

발바닥에는 몸의 어떤 부위보다도 땀샘이 많아서 몸속 각종 장기의 혈이 집중되어 있습니다.

양말을 겹겹으로 신고 있으면 발로 배출되는 독소 때문에 양말에 구멍이 생깁니다. 특히 실크 양말은 독소를 흡수 발산하는 기능이 강해서, 신는 사람의 건강에 따라 영향을 많이 받습니다.

대체로 양말에 구멍이 뚫리면 그 부분과 관련이 있는 몸의 부위가 좋지 않습니다. 무좀은 독소가 발가락 사이에 쌓여서 여기에 곰팡이가 생기는 것이 그 원인입니다. 그러므로 발가락양말을 신어서 독소를 흡수하게 하고, 하루에 몇 번씩 양말을 갈아 신으면 무좀도 치유됩니다.

아이의 아토피성 피부염이 치유되었 | 기적같이 자궁암이 사라졌다 | 자궁근종을 수술하지 않고 치유했다 | 이명, C형 간염을 극복했다 | 발이 아파 시작한 냉기제거로 임신까지 | 피곤이 풀리고 위장이 좋아졌다 | 자궁근종의 팽만감과 생리통이 사라지고 혈압도 정상으로 | 약을 먹지 않아도 혈압이 정상이 되었다 | 아이가 코를 심하게 골았는데 나았다 | 늑골 골절이 한 달 만에 치유되었다 | 냉기제거를 하고 나서 천식약을 끊다 | 상악동 종양을 치유하고 싶다 | 심한 어깨결림이 사라졌다 | 빈혈과 류머티즘을 치유하다 | 고령에 사내아이 순산 | 심한 화상 흉터가 깨끗해졌다 | 당뇨병에서 해방되고 무릎의 통증도 사라졌다 | 허약한 체질과 만성피로가 치유되었다 | 오랫동안 괴롭힌 충치와 이별

4장

냉기제거 건강법으로 병을 극복한 사례

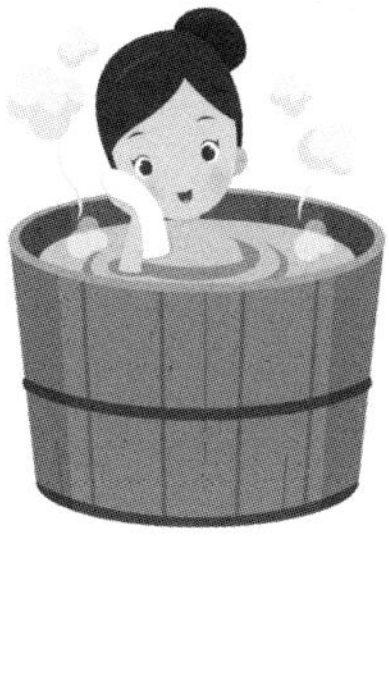

아이의 아토피성 피부염이 치유되었다

아이의 얼굴에 금이 생길 정도로 심각한 아토피성 피부염을 앓았기 때문에 냉기제거 이야기를 듣고 바로 양말을 주문했습니다. 그리고 반신욕을 시작했습니다.

오랫동안 탕 속에 들어가 있으면 숨이 막히지만, 미지근한 물에 하반신만 담그고 있었기 때문인지 신기할 정도로 상쾌하고 기분이 좋아진 것 같았습니다. 이틀 후 기다리고 기다리던 양말이 도착해서 바로 신겼습니다. 아이의 아토피성 피부염은 눈으로 확인될 만큼 좋아졌습니다.

하지만 아토피성 피부염은 한때 좋아졌다가 어느 정도 시기가 지나면 다시 심해지는 일을 반복했습니다. 가장 심할 때는 마치 미라의 피부 같아서 이 세상 사람으로는 생각되지 않을 정도였습니다.

정말 불쌍했습니다.

친척, 지인, 친구들에게서 '부모가 잘못해서'라는 말을 듣고 참으로 힘들었습니다. 누구에게 무슨 말을 들어도 냉기제거를 권해주신 분의 말만 믿고 따랐습니다.

얼굴 부위가 특히 심해서 그곳에 실크 천을 대고 다녔습니다. 아무리 자주 갈아주어도 피고름이 고였습니다. 엄마로서 고쳐줄 수 없다는 게 너무나 슬퍼서 많이 울었습니다.

증상이 너무 심할 때는 '역시 병원에 데리고 가서 약을 먹이거나 발라주어야 하는 것 아닌가' 하고 마음이 흔들렸습니다. 그래도 흔들리지 않고 학교에 갈 때도 금이 간 얼굴과 몸에 실크 천을 붙이고 열심히 노력했습니다.

여름방학이 되자 몰라보게 좋아지기 시작했습니다. 냉기제거를 시작하고 약 9개월이 지나서야 겨우 결과가 나타난 것입니다. 그러나 몸을 차게 하는 음식을 먹는다거나 과식을 했을 때는 아토피성 피부염이 재발했습니다. 이럴 때는 족욕을 해서 나름대로 독을 배출합니다.

이전에는 코피가 나면 막았지만 지금은 코를 풀어서 코피가 나도록 합니다. 그래야만 빨리 멎고 몸도 편해집니다. 반신욕을 하고 발을 따뜻하게 하고 있을 때 코피가 나오는 것을 보면 '이것이 바로 독을 배출하는 것이구나' 하는 생각이 듭니다.

조언 한마디

아이가 참으로 잘 참았군요. 양말을 신고 반신욕을 하고 실크 천을 대고 과식하지 않도록 하는 어머님의 지도도 좋았습니다. 가려울 때는 긁어서 독을 내는 것이 포인트입니다.

아토피성 피부염은 주로 폐와 간장의 병이 원인인데 그 독소가 피부로부터 나옵니다. 폐는 대장이나 피부와 연관이 많습니다.

폐나 대장의 움직임이 나쁘면 피부로 나타나며, 코피라는 형태로 나오는 일도 있습니다. 그것을 약으로 막으면 독소가 몸속의 장기로 돌아가서 더욱 악화되고 소아천식이 되는 일도 있습니다. 완전하게 냉기를 제거하고, 약은 쓰지 않도록 합니다.

기적같이 자궁암이 사라졌다

아이의 아토피성 피부염을 치료하면서 나도 함께 냉기제거를 시작했는데, 시작한 지 3개월쯤 되는 날 생리와는 다른 출혈이 있어서 놀랐습니다. 잘 생각해보니 산부인과에서 '자궁에 암세포가 있다'는 말을 들은 적이 있었습니다. 그때 마침 아이가 폐렴으로 입원했고 저도 교통사고로 정신이 없었기 때문에 수술을 하지 못했습니다.

반 년이 지난 후에 재검사를 하고 수술하기로 되어 있었지만 출혈이 너무 심해서 가족은 병원에 가라고 권했습니다. 하지만 냉기제거를 권해준 사람과 상담을 하고 그의 말을 믿고 따르기로 했습니다.

믿을 수 없을 정도로 출혈이 있었지만 냉기제거를 하기 전보다 얼굴색이 좋아졌고 몸도 가벼워졌습니다. 빈혈도 생기지 않았습니다. 2개월 정도 지나자 출혈이 멎었습니다.

병원 검사를 받을 때가 되어 검사를 해보니 암세포가 없어졌습니다. 빵(국내산 밀가루, 조제당, 천일염으로 만든 안전한 빵)을 먹으면 그날 밤 놀랄 만큼 많은 양의 변을 보고 몸이 한결 가벼워졌습니다. 얼굴빛도 검었는데 이제는 피부색이 밝아졌습니다.

남편은 처음에는 냉기제거를 대수롭지 않게 생각했습니다. 어느 날 몸이 좋지 않아 병원을 찾았습니다. 그런데 병원에서는 낫지 않았는데, 반신욕을 하자 단시간에 좋아졌습니다. 지금은 가족과 함께 냉기제거를 하고 있습니다. 자신의 노력과 바른 마음으로 편안한 삶을 영위하는 진정한 건강을 만난 것에 감사하고 있습니다.

조언 한마디

명현을 잘 참았습니다. 자궁에 암세포가 퍼진 것이군요. 그것이 '피'라는 형태로 나온 것입니다. 나올 만큼 나오면 자궁 속의 독은 없어집니다. 얼굴빛이 검었던 것도 신장이 나빴기 때문입니다. 부신(副腎)도 나쁘고 십이지장궤양도 있었군요. 그런 것이 전부 배출된 것입니다.

부인과 계통이 나쁘면 얼굴빛이 검고, 신장과 부인과 계통이 나쁘면 등에서부터 허리에 걸쳐서 통증이 있습니다. 이런 상태에 있는 사람은 빨리 냉기제거를 시작해야 합니다.

보통 의사들은 '아프다, 힘들다'는 통증을 억제하고 빨리 편하게 해주려고 생각합니다. 이것이 좋은 일이라고 믿고 있습니다. 하지만 진정한 의사는 "당신의 잘못된 생활로 병을 얻었습니다. 통증을 조금 참고 잘못된 생활부터 먼저 고치십시오. 바른 생활을 하는 것이 병의 근본(根本)을 고치는 일입니다"라고 말해줘야 합니다.

아토피성 피부염을 앓던 아이도, 자궁암에 걸린 어머니도 함께 고통을 극복하고 진정한 건강을 얻었습니다.

자궁근종을 수술하지 않고 치유했다

자궁근종(子宮筋腫)이 상당히 커서 의사는 떼어내야 한다고 했습니다. 그러나 잘라내는 수술보다는 냉기제거를 하기로 결정했습니다. 실크로 된 발가락양말을 신고 그 위에 면 양말을 겹겹이 신으면서 발을 따뜻하게 하는 일부터 시작했습니다. 그리고 반신욕을 하고 과식을 하지 않도록 주의했습니다.

치질도 있었고 머리도 때때로 심하게 아프고 허리도 아파서 어떻게 해서라도 치유해야 한다는 마음으로 매일매일 이 세 가지를 실행했습니다.

냉기제거를 시작하고 나서 2주일이 지나자 생리와 같은 출혈이 시작되었습니다. 일반 생리용 패드로는 도저히 감당할 수 없어서 어른용 기저귀를 마련했지만 그것도 부족할 만큼 많은 피가 4일 동안이나 계속 나왔습니다.

하루에 1리터 정도의 피가 나오는데도 빈혈이 되지 않는 것을 보면 선생님께서 말씀하신 명현이라고 생각하고 참았습니다. 그리고 우연히 배를 만져보았더니 근종이 작아진 것 같았습니다.

2주일 후에는 출혈이 멎어서 수술을 권유한 산부인과 의사를 찾아갔습니다. 의사는 내시경으로 보고 "그토록 큰 근종이 한 달도 안 되어 없어지다니!" 하면서 놀라워했습니다.

물론 혈액검사도 정상이어서 저 자신도 놀랐습니다. 수술을 하지 않아도 되었고 어느새 두통도 치유되었습니다. 치질도 상당히 좋아졌습니다.

조언 한마디

자궁근종은 과식에 의한 독 덩어리입니다. 과식을 하지 않고 냉기를 제거하면 전부 배출됩니다. 당신은 이전에 40% 정도 과식을 하고 있었습니다. 반신욕을 하면서도 30% 정도 과식을 하고 있으니 주의하시기 바랍니다.

아직은 출혈이 있을 것입니다. '피'라는 모양으로 독이 나가는 것이니 기쁘게 받아들이십시오. 치질은 간장이 나쁘거나 신장이 나쁠 때 생깁니다. 어느 쪽이든 냉기와 과식을 주의하면 됩니다.

두통이나 머리의 병은 간장과 신장이 나쁘기 때문에 생깁니다.

원래는 간장에 독이 있었는데 간장에 독이 있으면 곤란하니 신장이 받은 것입니다. 위도 나쁠 것입니다. 간장은 신장이나 소화기 쪽으로 독을 보냅니다. 등뼈는 몸속의 각종 장기를 맡고 있는데, 2번째 요추(腰椎)는 신장을 맡고 있습니다. 허리가 아픈 것은 바로 신장 때문입니다.

어쨌든 자궁을 잘라내지 않아서 다행입니다. 자궁을 모두 들어내면 자궁의 독을 보낼 곳이 없어서 그 독이 간장이나 신장으로 보내져서 간경변(肝硬便)이나 신부전이 됩니다. 혹은 소화기로 보내지면 위암이 생길 수도 있습니다. 간장과 신장으로 보내지지 않으면 머리로도 가기 때문에 뇌경색이나 뇌종양 같은 그다음 병으로 될 염려가 있습니다.

이명, C형 간염을 극복했다

심한 이명(耳鳴)으로 고민한 것이 계기가 되어 냉기제거를 시작했습니다. 똑딱거리는 소리가 머릿속을 떠나지 않아서 밤에도 잠을 잘 수 없었습니다. 국립병원을 비롯한 각종 병원을 찾아다녔지만 전혀 치유되지 않았고, 불안한 나날을 보내고 있을 때 냉기제거를 알게 되었습니다.

양말을 겹겹으로 신고 속바지를 입고 반신욕을 하루에 40분 정도 했습니다. 식사도 현미식으로 바꾸었더니 한 달도 지나기 전에 이명이 사라졌습니다.

이 일로 확신을 하게 된 저는 지금까지 C형 간염(수술이나 수혈은 하지 않았음)으로 6년 정도 정기검진을 받던 병원에 더는 가지 않고 냉기제거를 시작했습니다. 콧물이 한 달 동안 나고 어지럼증이 생기

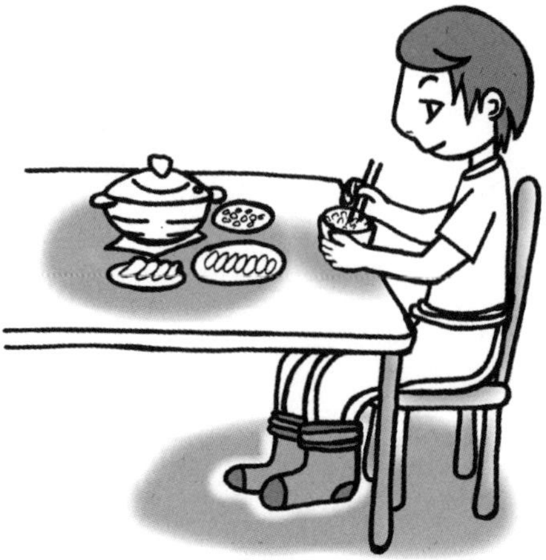

양말과 속바지를 겹으로 입고, 현미식으로 식사하며, 과식을 주의한다.

는 등 지금까지 경험하지 못했던 일들이 지속되었습니다. 모두 독을 내보내는 것이라고 생각하고 계속하자 드디어 치유되었습니다. 현재 63세인데 병원을 찾는 일도 없고 지금이 가장 건강하고 행복합니다.

조언 한마디

이명의 원인은 이관염(耳管炎), 삼출성중이염(滲出性中耳炎) 혹은 내이염 등인데 간장, 신장, 소화기에 쌓인 독이 귀로 갔기 때문에 생긴 것입니다.

근본적인 원인은 다른 모든 병과 마찬가지로 냉기와 과식입니다.

과식이 25%나 있었고 잘못된 생활을 하고 있었습니다.

어지럼증의 원인은 간장이라는 사실을 동양의학에서는 알고 있지만 서양의학에서는 알지 못합니다. 냉기제거를 시작했기 때문에 독을 배출하는 능력이 강해져서 콧물이나 어지럼증이라는 형태로 간장, 신장, 소화기에 쌓인 독이 나왔는데, 올바른 명현현상입니다.

'독이 나오고 있다고 생각하고……'라는 말에는 '사실은 그렇지 않지만……'이라는 약간의 의심이 들어 있는 것 같은데, 이것은 정말 독이 나오고 있는 것입니다. 최면요법이나 마인드컨트롤과 냉기제거는 전혀 다른 것입니다.

이것저것 걱정하지 말고 믿고 따르면 C형 간염도 치유됩니다.

발이 아파 시작한 냉기제거로 임신까지

고등학교 시절 오른쪽 엄지발가락을 수술하고 4년 전에 같은 오른쪽 다리의 무릎을 수술하는 등 다리에 문제가 많아서 1년 전부터 냉기제거를 시작했습니다.

명현반응으로 냉기제거를 시작하고 한 달 정도 지났을 때 다래끼가 빈번하게 생겼습니다. 이전에도 생긴 적이 있었지만 더 자주 생기는데다 잘 낫지도 않았습니다.

입 주변에는 마른버짐이 생기고, 그것이 치유되자 무릎 밑으로 모기에 물려서 마치 두들겨맞은 것 같았습니다. 너무 긁어서 고름이 나올 정도가 되었습니다. 그외에도 다리가 보라색으로 변해서 부종이 생긴 것 같았습니다.

결혼을 앞두고 있어서 주변 사람들은 걱정이 많았습니다. 그래도 열심히 냉기제거를 지속한 결과 식을 올리기 전에 완전히 좋아졌습니다.

결혼식은 성대하게 하고 싶었고, 가구도 조금은 욕심을 부려서 좋은 것을 장만하고 싶었습니다. 하지만 냉기제거를 하는 동안 그런 것들에 대한 관심이 없어졌습니다.

수준에 맞는 검소한 결혼식을 올리고, 가구도 꼭 필요한 것만 준비하는 것이 적당하다는 생각을 하게 되었으며, 분수에 맞지 않는 것은 전혀 준비하지 않았습니다.

결혼하고 반 년이 지나서 임신하게 되어 병원을 찾았습니다. 실은 자궁에 이상이 있어서 임신하기 어려운 체질인데 다행히 임신했다는 사실을 처음으로 알았습니다. 의사도 놀라는 것 같았습니다. 입덧도 없었습니다. 냉기제거를 알게 되어 정말 다행이라고 생각합니다.

조언 한마디

다리와 발의 이상은 소화기가 나빴기 때문에 생긴 것입니다. 수술로 독소의 출구를 막았기 때문에 점점 위로 올라가서 무릎에 이상이 생기고 다래끼가 되어 나타난 것입니다.

소화기는 경락(經絡)으로 말하면 비장(脾臟)과 위장(胃腸)입니다. 비장이나 위장 중 어디가 나쁜가에 따라서 나타나는 부위가 달라집니다. 다래끼는 비장이 나쁘면 위쪽 눈꺼풀에 나타나고, 위장이 나쁘면 아래쪽 눈꺼풀에 나타납니다.

임신할 수 없는 사람이라도 냉기제거를 해서 독을 없애면 임신이 가능합니다. 냉기제거를 하면 태아의 발육이 좋아서 예정보다 빨리 출산하는 경우가 많습니다. 건강한 아이를 출산하시기 바랍니다.

갓난아기에게도 양말을 신겨서 냉기제거를 하고 몸을 차게 하는 음식을 먹이지 않으면 골격이 튼튼한 아이로 자랍니다.

피곤이 풀리고 위장이 좋아졌다

저는 건축 현장에서 일하는데 많이 피곤하고 몸이 무거우며 위장도 나빴습니다. 일을 계속하기 위해서 1주일에 2~3번 물리치료를 받기도 하고 영양제와 약 등 좋다는 것은 모두 시도해보았지만 어느 것도 지속적으로 하지는 않았습니다.

그래도 일을 해야 했습니다. 이런 상태일 때 N씨에게서 반신욕을 해서 냉기를 제거하는 것은 어려운 일이 아니니 한번 시도해보라는 말을 들었습니다.

목욕이란 일을 마치고 돌아와서 땀을 씻어내기 위해 하는 것이라고만 생각했기 때문에 3분이면 충분했습니다. 그런데 오랫동안 탕 속에 있어야 한다니 조금 걱정이 되었습니다. 하지만 실제로 해보니 미지근한 물에 들어가는 것이어서 그다지 어렵진 않았습니다.

그러는 사이에 몸이 가벼워지고, 3개월이 지나자 목과 어깨의 통증이 사라졌습니다. 저는 운동을 좋아해서 테니스를 즐겨 했는데 테니스를 한 다음 날에는 계단을 내려올 때 발목이 아파서 힘들었습니다. 그런데 이런 증상도 없어졌습니다.

냉기제거를 시작한 지 1년이 채 안 되었지만 몸이 정말 좋아졌다는 것을 실감합니다.

조언 한마디

십이지장궤양과 위의 소만(小彎)에 궤양이 있었군요. 왼쪽 폐도 나쁘고 대장에도 문제가 있었습니다.

그리고 원인불명의 복통이 있었을 것입니다. 이것은 복막(腹膜) 때문입니다. 복막은 어느 의학에서도 그다지 중요하게 생각하지 않는데 8번째 흉추(胸椎)와 관계가 있습니다.

대망(大網)과 소장 등을 싸고 있는 장간막(腸間膜)이 냉하면 그곳을 지나는 혈관이 수축되어 무척 아픕니다. 원인불명의 복통이 있을 때는 시험적으로 배를 갈라봐야 아는데, 뱃속을 아무리 뒤져도 이유를 찾지 못합니다.

바로 이런 이유로 대망과 장간막이 나빴던 것입니다. 이것은 모두 냉기제거를 하면 좋아집니다.

당뇨병도 있었군요. 실은 혈당치가 720mg 정도 나올 정도로 나빴지만 검사로는 알 수가 없었습니다. 지금은 120mg 정도이니 대체로 정상입니다.

아직도 9% 정도 과식을 하고 있으니 과식을 조금 더 주의하고 냉기제거를 확실하게 하면 건강이 더욱 좋아질 것입니다.

자궁근종의 팽만감과 생리통이 사라지고 혈압도 정상으로

저는 18년 전에 난소낭종(卵巢囊腫) 수술을 받았습니다. 생리통과 두통이 있어서 그때는 진통제를 먹었습니다. 또 냉기제거를 시작하기 전 10년간 고혈압으로 약을 먹었습니다. 자궁근종도 있어서 그 약도 함께 먹었는데, 온몸에 두드러기가 생기고 목욕을 하면 너무나 가려워서 온몸이 상처투성이였습니다.

냉기제거를 시작하면서 모든 약을 끊은 지 4년 정도 되었습니다. 어느새 자궁근종에 의한 하복부 팽만감도 없어지고 생리통도 사라졌습니다. 생리도 매월 규칙적으로 하게 되었고 혈압도 정상이 되었습니다.

자궁근종과 혈압의 원인이 냉기와 과식이라는 사실도 깨달을 수 있었습니다.

저는 원래 몸이 찬 편이었는데 겨울이 되면 아랫목에서 귤을 하루에 10~20개씩 먹었으니 이것이 냉기 덩어리가 되었다고 생각합니다. 지금은 귤을 먹지 않습니다.

최근에도 간혹 습진이 생기는데 이것은 안에서부터 독이 나오는 것이라 생각하고 반신욕을 할 때 가려운 곳을 긁습니다. 그러면 자연히 치유됩니다.

지금은 건강하고 갱년기 장애도 없습니다. 매일 건강하게 지내는 것을 행복하게 생각합니다.

조언 한마디

이전에는 40% 정도 과식을 했군요. 자궁근종은 과식의 독 덩어리이니 과식을 하지 않도록 하고, 식사량을 10% 정도 더 줄이도록 노력하십시오.

신장이 상당히 나빴기 때문에 금방 피곤하고 혈압도 무척 높았습니다. 또 폐가 나빴기 때문에 가려움증으로 나타난 것입니다. 간장도 간경변이 되기 직전이었습니다. 난소도 양쪽 모두 나빴으니 생리통이 심했다고 생각됩니다. 이런 것들은 냉기와 과식을 주의하면 모두 치유됩니다.

난소낭종 수술을 받은 것 같은데 수술한 흉터가 켈로이드(아문 후에 게발 모양으로 불거지는 융기) 상태는 아니었는지요? 그것도 냉기제거를 해서 건강해지면 깨끗이 사라질 것입니다.

피부나 머리카락도 냉기제거를 하기 전과 비교하면 깨끗해졌을 것입니다. 이도 마찬가지입니다. 이전에 앞니에 치석이 달라붙어서 아무리 닦아도 지워지지 않았는데 냉기제거를 하고 나서 없어졌습니다. 이를 닦는다는 것은 깨끗하게 닦아내기 위해서가 아니라 독을 내기 위해서 마찰하는 것입니다. 건강하다면 스킨케어나 헤어케어 등의 화장품도 전혀 필요없습니다.

약을 먹지 않아도 혈압이 정상이 되었다

62세의 남성입니다. 냉기제거를 시작한 지 8개월쯤 되는데 체중이 7kg이나 줄었습니다. 저는 혈압이 높아서 회사에서 하는 건강검진에서 항상 '요주의(要注意)'라는 진단을 받았습니다. 얼마 전 체중이 73kg에서 66kg으로 빠진 다음 혈압을 재보았더니 정상이었습니다.

"어떻게 감량했습니까? 정말 놀랍습니다."

라면서 의사도 놀랐습니다.

반신욕을 할 때 물 온도를 37~38도로 맞추는데 처음에는 따뜻하게 느껴지지만 조금 후에는 차게 느껴집니다. 30분 정도 지난 후에는 물 온도를 39도로 맞추고 13~14분 정도 있으면 구슬 같은 땀이 마구 쏟아집니다.

이런 방법으로 계속했는데 과연 괜찮은 것인지 조금 걱정됩니다.

저는 시골에 살고 있으며 때로는 농사일도 합니다. 여름에는 엄청나게 많은 땀을 흘리는데 아무리 땀을 많이 흘려도 살이 빠지지 않았습니다. 그런데 반신욕으로 살이 빠진 것은 참으로 신기한 일입니다. 약을 먹지 않고도 혈압이 내려간 것도 고마운 일입니다.

조언 한마디

반신욕을 할 때 처음에는 미지근한 물에 들어가지만, 나중에는 기분이 좋을 정도로 물의 온도를 맞추어 몸속까지 따뜻하게 하면 됩니다.

일해서 땀을 내는 것보다는 하반신을 따뜻하게 해서 땀을 내는 것이 더 좋습니다. 반신욕을 하면 두한족열 상태가 되고 또한 탕 속에서 독이 배출되는 것이므로, 이 두 가지로 몸이 상당히 좋아집니다.

두한족열을 하면 몸속 각종 장기의 기능이 좋아지기 때문에 소화기도 어느 정도 좋아지고, 식욕이 정상이 되어 과식하지 않게 됩니다. 그래서 몸무게가 빠지는 것입니다. 그러면 혈관 속에 쌓인 콜레스테롤이 점점 빠져나가서 혈관 속의 길이 넓어지고 흐름이 좋아져서 혈압이 내려갑니다.

고혈압이 오랫동안 지속되면 심장병, 신장병, 당뇨병, 뇌일혈 등 무서운 병을 불러일으킬 염려가 있으므로 병원에서는 약을 먹으라고 권합니다. 고혈압이 된 것은 많거나 적거나 심장병이나 신장병, 당뇨병이 있기 때문입니다.

고혈압은 병이 아니라 증상이므로 이 증상만 약으로 억제한다고 병이 치유되지는 않습니다. 그런데 한번 약을 먹기 시작하면 끊기는 상당히 어렵습니다. '먹지 않아도 정말 괜찮을까?'라는 불안한 마음을 가지면 혈압이 오른다고 하는 마음의 문제가 크게 관여하고 있기 때문입니다.

냉기제거를 하면 약을 끊어도 됩니다. 이 사람과 같이 안이하게 약에 의지하지 않고 냉기제거를 해서 고혈압의 근원을 차단한 것은 정말 좋았습니다.

아이가 코를 심하게 골았는데 나았다

원래 무척 건강한 아이였고 유치원에서도 활발하게 잘 놀았습니다. 그런데 다섯 살이 된 어느 날 감기로 열이 나서 매일 아침 저녁으로 2시간씩 반신욕을 시켰습니다.

처음에는 오랫동안 입욕하는 것을 싫어해서 달아나려고 했습니다. 하지만 저도 함께 들어가 욕조에서 책을 읽기도 하고 장난감으로 놀기도 하는 사이에 목욕을 좋아하게 되었습니다.

열은 1주일 정도 지속되었고, 열이 떨어지기 전날 밤 자다가 코피를 흘렸습니다. 많은 양은 아니었지만 이것을 계기로 더는 코를 골지 않게 되었습니다.

실은 아이가 이전부터 코를 심하게 골았습니다. 주로 남자들이 술을 많이 마시고 잠을 잘 때처럼 아주 큰 소리로 코를 골았기 때문

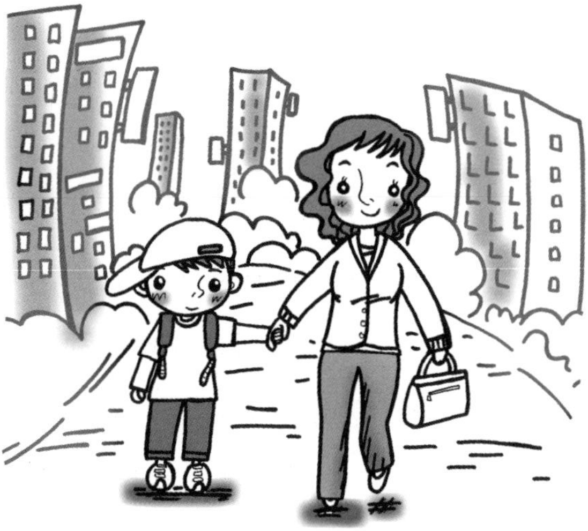

어릴 때부터 반신욕을 한 아이는 병을 모르고 자란다.

에 조금이라도 코고는 소리로부터 도망치고 싶어 얼굴을 옆으로 해서 자거나 해보았습니다. 그런데 지금은 숙면(熟眠)을 할 수 있어서 참으로 다행입니다. 그런데 그 코피와 코골이는 대체 무엇이었단 말입니까?

조언 한마디

코를 고는 것은 과식의 독을 빼기 위한 경우가 많습니다만, 이 아이의 경우처럼 뇌 속의 독을 빼기 위한 경우도 있습니다.

냉기의 독을 빼기 위해서 감기에 걸렸고 열을 낸 것입니다. 반신욕으로 냉기가 제거되고 독을 배출하는 능력이 향상되어, 이제까지 코를 골아서 조금씩 배출하던 뇌의 독이 코피라는 형태로 대부분 빠져나간 것입니다. 그래서 열도 떨어지고 코를 고는 일도 없어진 것입니다.

앞으로 냉기제거를 게을리하고 과식을 하면 독이 쌓여서 뇌종양이 될 수도 있으니 주의하기 바랍니다. 이미 뇌종양에 걸린 사람이라도 지금부터 냉기제거를 확실하게 하면 치유됩니다.

늑골 골절이 한 달 만에 치유되었다

냉기제거를 시작한 지 반 년쯤 된 60세 여성인데 늑골이 두 대나 부러졌습니다.

병원 진단으로는 '한 달 동안 입원해야 한다'고 했습니다. 의사에게 치료법을 물어보았더니 '코르셋을 하고 약으로 치료한다'는 것입니다. 그렇다면 집에서 반신욕을 하고 안정을 취하면 치유될 것으로 판단하고 입원하지 않았습니다.

통증은 참을 수 있었습니다. 그리고 반신욕을 하는 동안은 통증이 없다는 사실을 경험하고 반신욕의 힘을 다시 한 번 확인하게 되었습니다. 입원을 해야 한다는 한 달이 지나자 완치되어 직장에 복귀했습니다.

조언 한마디

이 골절은 폐와 신장의 독을 배출하기 위한 늑골 골절입니다. 냉기제거를 잘하고 꼭꼭 씹어서 먹고 과식하지 않으면 의사도 필요없습니다. 입원하지 않은 것은 현명한 판단이었습니다.

뼈가 부러졌을 때 안정을 취하지 않으면 잘 붙지 않는다고 생각합니다만 그것은 냉기제거를 하지 않고 과식을 하는 사람에게 해당되는 말입니다. 냉기제거를 하고 있다면 강한 자연치유력이 수면 중에 뼈를 치유하므로 염려할 필요가 없습니다. 움직일 수 있는 범위에서는 움직여도 상관없습니다.

많은 사람이 냉기제거에 대해서 제대로 알지 못하면서 이것저것 말이 많습니다. 실제로 무릎의 슬개골(膝蓋骨)이 완전히 두 동강 난 사람이 아무것도 먹지 않고 반신욕을 한 후에 잠을 잤더니 그 다음 날 바로 붙은 경우도 있습니다. 골절을 당했을 때는 반드시 반신욕을 하십시오.

염좌(捻挫)도 골절과 마찬가지로 독을 배출하는 것입니다. 과식이나 정신적인 스트레스로 생긴 독소는 소화기와 관계가 깊은 팔꿈치, 무릎, 발목 등의 관절로 조금씩 옮겨가는 것입니다. 독소가 가득 쌓인 관절은 민첩하지 못해서 자주 삐끗하거나 넘어져서 다침으로써 독을 배출하고자 합니다.

염좌가 생기면 열이 납니다. 그 열로 혈관을 넓히고 혈액순환을 좋게 한 다음 많은 독소를 빠르게 배출하려고 합니다. 부종이나 통증도 독을 배출하는 작용입니다.

그러므로 이런 것들을 차게 하면 혈액순환이 나빠지고 일시적으로 독의 배출이 멎기 때문에 부종이나 통증의 증상은 사라지지만 독소는 그대로 남습니다. 완치가 늦어질 뿐이지요. 제대로 치유하지 않으면 후유증이 남을 수 있으니 주의하십시오.

이럴 때 족욕이나 반신욕을 하면 빨리 좋아집니다. 그리고 과식을 하지 않아야 합니다.

냉기제거를 하고 나서 천식약을 끊다

저는 45세의 남성입니다. 4월 중순부터 반신욕을 시작하고 면 양말을 두 장 겹으로 신기 시작했습니다. 아직은 날씨가 차가운 4월이고 또한 익숙하지 않아서인지 반신욕을 하면서부터 감기 기운이 도는 날이 계속되었습니다. 천식을 앓고 있는 저로서는 조금은 힘든 시작이었습니다.

가족은 천식이 더 심해지면 곤란하니 헛된 짓을 하지 말라고 말렸습니다. 하지만 3년이나 병원을 다녀도 천식이 완치되지 않았기 때문에 냉기제거로 고치겠다는 일념으로 계속했습니다. 5월 초부터는 양말도 실크와 면 양말을 4켤레나 신었고 반신욕도 1시간씩 했으며 식사도 조심했습니다.

5월 중순부터는 감기 때문에 천식이 악화되었고 하순에는 최악의 상태가 되었습니다. 증상에 따라서 먹는 약을 모두 먹어봤지만 이전과 같은 효과가 없었습니다.

6월 2일 아내가 처음으로 냉기제거 공부방을 찾았고, 이제까지 시도한 냉기제거가 너무 허술했다는 사실을 알았습니다. 양말도 더 많이 신고, 밥도 아이들 밥그릇에 80% 정도만 담아서 먹기로 했습니다. 6월 6일에는 병원에 가서 500cc 링거주사를 부탁했는데 하나만으로 부족해서 아침부터 오후 6시까지 링거주사를 맞았고, 마지막 500cc에는 스테로이드제가 주입되었습니다.

의사는 "이제 조금 편해질 것입니다"라고 했지만 결과는 나빴습니다. 게다가 그날 밤부터는 스테로이드계의 알약과 부신호르몬제를 4시간마다 복용하라는 지시가 있었습니다. 고민하다가 M씨에게 상담했더니 "무조건 약은 드시지 마십시오"라고 했습니다.

그날 밤 심한 발작(發作)이 있었는데, 반신욕을 하고 30분 정도 복식호흡을 하니 약으로도 진정되지 않았던 증상이 마치 특별한 기관지 확장제를 쓴 것처럼 갑자기 좋아졌습니다.

발작을 견딜 수 있는 방법만 찾는다면 약은 필요없다는 마음의 준비를 하고 약을 완전히 끊을 각오를 했습니다. 그와 동시에 이 방법으로 천식을 극복할지도 모른다는 생각을 하고는 기뻐서 욕탕에서 마구 울었습니다.

이틀 후에 '지금까지 약으로 억제한 것이 한꺼번에 폭발'이라도

한 듯 발작이 빈번하게 일어났고, 붉은 발진과 38도의 열, 등의 통증, 기침, 가래 등으로 도저히 잠을 청할 수 없을 지경이었습니다.

9월에는 가라오케에서 노래를 할 수 있을 정도가 되었지만 다시 악화되었습니다. 예전 같으면 반드시 큰 발작이 일어났을 텐데 이번에는 전혀 그런 일이 없었습니다. 4개월 넘게 약을 끊을 수 있었던 것은 천식이 호전되었기 때문입니다. 냉기제거는 천식을 극복하는 데 큰 힘이 되었습니다.

조언 한마디

명현에 굴하지 않고 노력한 것은 참으로 훌륭한 일입니다. 더 열심히 노력하면 반드시 완치될 것입니다.

상악동 종양을 치유하고 싶다

코가 많이 막히고 악취가 나는 콧물이 나며 이가 아프고 몸이 무거워서 가까운 병원을 찾아 X선 CT검사를 받았습니다. 그것을 본 의사는 바로 큰 병원으로 갈 것을 권유했습니다. 종합병원에 갔더니 입원해 수술해야 한다고 해서 무척 놀랐습니다.

자세한 설명을 해주지 않아 가까운 병원에 가서 "무슨 병입니까?" 라고 물었더니,

"종합병원에서는 뭐라고 하던가요?"라며 되물었습니다.

"입원해서 수술해야 한다는데 수술은 싫습니다. 무슨 병인지 병명(病名)을 알고 싶습니다."

"자세한 것은 모르겠습니다만 상악동 종양(上顎洞腫瘍)이라는 암이 의심됩니다."

한 달 전에 Y씨에게서 냉기제거를 배우게 되었습니다. 이후 냉기제거를 계속했더니, 몸무게가 5kg이나 빠지고 얼굴색도 좋아졌습니다. 코도 막히지 않고 치통도 없어졌기에 이대로 계속하여 낫게 하려고 생각하는데 어떤 것에 주의를 하면 좋겠습니까?

조언 한마디

전에도 상악동 종양이라는 암에 걸린 사람이 있었는데 냉기제거로 완치되었습니다. 걱정할 것은 없습니다.

현재 25% 과식을 하고 있으니 먼저 과식하지 않도록 해야 합니다. 그리고 몸을 차게 하는 나쁜 음식(67쪽 참조)은 먹지 않아야 합니다. 해조류를 많이 먹고 콩과 고구마, 감자, 채소도 뿌리채소를 주로 먹습니다. 모두 가열조리를 해서 먹거나 장아찌로 만들어서 먹습니다. 양은 조금씩 잘 씹어서 먹습니다.

밥은 현미가 가장 좋습니다. 2~3도 도정한 쌀에 보리, 조, 피 등을 10% 섞어서 밥을 짓고, 한 그릇을 30분에 걸쳐서 먹습니다. 젓가락에 올라갈 정도의 적은 양을 입에 넣고 걸쭉해지도록 잘 씹어서 먹습니다.

연구 결과에 따르면 먹기 시작한 지 15분 동안은 아무리 많이 먹어도 만복감을 느낄 수 없다고 합니다. 그러므로 천천히 잘 씹어서 먹으면 만복감이 생겨서 수저를 놓게 됩니다. 빨리 먹으면 15분 동안 세 그릇 정도는 충분히 먹어치우니 천천히 먹어야 한다는 마음의 준비를 하고 먹을 양만큼만 그릇에 담습니다.

보통 하루에 30종류의 음식을 먹으라고 하는데 이것은 잘못된 것입니다. 그렇게 많이 먹을 필요가 없습니다. 종류는 적게, 그리고 가능한 한 자신이 사는 곳에서 10km 안에서 재배된 것을 싱겁게 조리해서 먹는 것이 좋습니다.

비타민, 필수아미노산, 필수지방산 등은 냉기로 몸이 좋지 않을 때는 체내에서 만들어내지 못하지만, 냉기를 제거한 건강한 몸이라면 몸속에서 만들어지므로 걱정할 필요가 없습니다.

그리고 반신욕을 생활화하십시오.

심한 어깨결림이 사라졌다

현재 75세인데 어릴 적부터 어깨가 자주 뻐근해지는 체질이었고, 성인이 된 후에도 계속 그 문제로 고생했습니다. 심할 때는 목이 돌아가지 않아서 침을 맞기도 했습니다. 결혼한 후에도 침이나 뜸을 달고 살았으며, 어떻게 해서든 어깨가 결리지 않는 상쾌한 기분을 경험해보길 바라고 있습니다.

그런데 냉기제거를 알고 나서부터 반신욕을 하고 탕파를 애용하며 양말을 겹겹이 신고 과식을 주의했더니 오랫동안 고생하던 어깨결림이 거짓말처럼 해소되었습니다.

또 걸으면 금방 발바닥이 아파서 힘들었는데 냉기제거를 하고 한 달이 지나자 통증이 사라졌습니다. 두 발에 생긴 굳은살도 2~3개월 사이에 없어졌습니다. 굳은살도 발에서 나오는 독이라는 사실을 알게 되었습니다.

아들들에게도 냉기제거를 권했는데 한 아들은 무좀이 나았고, 심한 발냄새로 고생하던 셋째 아들은 발냄새에서 해방되었다고 합니다. 진심으로 감사드립니다.

조언 한마디

어릴 적 상당히 사치스러운 식사를 한 것은 아닌지요? 우리 아버님께서도 식도락가여서 나도 초등학교 때부터 어깨결림과 등의 통증 등 많은 병을 가진 허약한 아이였습니다.

이런 일상생활의 잘못이 몸속에서 냉기를 만들고 그것이 독을 낳아서 주로 간장, 소화기, 신장, 폐 등 몸속 각종 장기에 쌓이는 것입니다. 그대로 있으면 죽을 수도 있으므로 독을 몸 밖으로 배출하고 조금이라도 치유하기 위해 어깨결림을 비롯한 여러 증상이 생기는 것입니다.

냉기를 제거하면 독을 배출하는 능력이 강화되어 이제까지보다 더 많은 양의 독을 내보냅니다. 냉기제거와 과식을 주의하니 새로운 독이 생기지 않아서 독이 없어지고 증상이 사라진 것입니다.

아들들도 마찬가지입니다. 심한 명현이 없었던 것은 독이 '기(氣)'의 형태로 나갔기 때문에 느끼지 못한 것입니다.

순수한 마음으로 냉기제거를 하면 '언제부터인지 나도 모르는 사이'에 증상이 사라집니다. 어깨결림과 같은 국소의 증상은 흔히 침 등으로 치료하는데, 이것은 일시적인 것이고 근본적으로는 치유되지 않습니다.

냉기제거를 하면 이미 경험한 바와 같이 몸 전체가 좋아집니다. 이제부터라도 지속하시기 바랍니다.

빈혈과 류머티즘을 치유하다

빈혈, 체중감소, 양견관절주위염(兩肩關節周圍炎), 양 무릎의 통증 등 여러 가지 염려되는 부분이 많아서 작년 6월부터 냉기제거를 시작했습니다.

이제까지 류머티즘 검사를 하면 언제나 음성(陰性)이었습니다만, 양 손가락이 굳어져 의사에게서 류머티즘이라는 진단을 받고 약을 먹고 있었습니다. 그런데 심장이 나빠져서 냉기제거를 시작함과 동시에 약은 물론 끊고 병원에도 가지 않았습니다.

냉기제거를 위해서 양말을 4켤레 신고 매일 반신욕을 하며 속바지는 실크나 면으로 된 것을 4장 정도 입었습니다. 반 년 정도 지나자 다리와 무릎이 좋아져서 무릎을 꿇고 앉을 수 있게 되었고, 동상에도 걸리지 않게 되었습니다.

머리카락도 잘 빠졌는데 놀랍게도 검은머리가 다시 나기 시작했습니다. 어깨의 통증도 없어졌습니다. 아직 양 손의 경직과 양 손가락 관절의 통증과 부기(특히 엄지손가락이 아픔)가 있지만 느긋한 마음으로 냉기제거를 할 생각입니다.

조언 한마디

냉기와 과식이 38% 정도 있었습니다. 과식을 하면 지방이 쌓여서 살이 찌기도 하고, 소화기가 힘들어하여 영양(榮養) 흡수능력이 저하되어 살이 빠지기도 합니다. 검사에서는 음성이라고 나와도 류머티즘은 있습니다.

냉기제거를 하고 과식도 12%로 감소했으니 몸이 한결 가벼워졌을 것입니다. 그래도 12% 과식을 하고 있고 아직도 단것을 먹고 있으니, 그 독 때문에 이런저런 증상이 나타나는 것입니다. 누구나 빨리 먹는 습관은 좀처럼 고치기가 어렵습니다. 천천히 잘 씹어서 먹는 것이 중요합니다. 씹는 것의 첫 번째 의의는 생명력이 강해지는 것입니다.

류머티즘의 '류'는 그리스어의 '흐른다'는 말에서 비롯했습니다. 즉 통증이나 부기가 몸속을 흘러다니듯이 움직인다는 뜻에서 붙여진 것입니다.

동양의학을 시작하고 나서 처음 만난 사와다 겐(澤田建) 침구사(鍼

灸士)는 고전에 충실한 분이었습니다. 이분은 류머티즘은 심장과 소장의 병이라고 했습니다. 심장은 오장(五臟)의 하나이고, 소장은 육부(六腑) 중 심장에 대응하는 부(腑)입니다.

심장의 병에도 여러 가지가 있지만 류머티즘은 심장병과 세트가 되어 나타납니다. 가벼운 류머티즘이 있어서 심근경색을 일으키거나, 심한 심근경색이 있어서 류머티즘의 반응이 나오는 경우도 있는가 하면, 어느 한쪽의 증상만 나타나는 등 다양합니다. 그래서 서양의학에서는 류머티즘은 완치하기가 어렵다고 합니다.

약을 빨리 끊고 냉기제거를 시작한 것은 참으로 잘한 일입니다. 냉기제거를 확실하게 잘하시는 것 같지만, 또 한 가지 해야 할 일이 있습니다. 밤에 잠을 잘 때 도기(陶器)로 만든 탕파에 뜨거운 물을 넣어서 이불 속에 넣고 주무시기 바랍니다.

고령에 사내아이 순산

조카가 아토피성 피부염이라 가까운 피부과 병원을 찾아갔지만 좀처럼 치유되지 않았는데 냉기제거를 했더니 완치되었다는 이야기를 들었습니다. 그래서 저도 아내와 함께 냉기제거를 시작했습니다.

실은 아이가 생기지 않아서 걱정하고 있었는데 냉기제거를 시작하고 2~3개월 만에 임신을 했습니다. 아내는 고령 출산이었지만 입덧도 하지 않았고 임신중독의 염려도 없어서 출산하기 한 달 전까지 일을 계속했습니다. 그리고 사내아이를 순산했습니다.

같은 동네에 사는 비슷한 나이의 아이들은 자주 설사도 하고 열이 나기도 해서 소아과를 줄기차게 다닙니다만, 우리 아이는 한 살 반이 되었는데 그동안 한 번도 병원을 찾은 적이 없습니다. 가끔 감기가 온 것 같으면 반신욕을 하고 양말과 속바지를 많이 입혀서 재웁니다. 그러면 다음 날 아침에는 아무 일도 없었다는 듯 깨어납니다.

할머니께서 현미식이 좋다는 사실을 알고 있어서 식이요법을 계속해왔는데도 남동생의 천식은 오랫동안 치유되지 않았습니다. 그런데 반신욕을 한 후 동생의 천식과 조카의 아토피성 피부염이 치유되어 이보다 좋을 수가 없습니다. 참으로 감사드립니다.

저는 교사인데 학교에서 힘이 없는 학생들을 보면 도움을 주고 싶어서 '양말을 신어라', '잠을 잘 때는 하반신을 따뜻하게 하라'고 늘 말합니다.

그러나 아무리 말을 해도 '양말을 신는 것만으로 좋아질 리가 없다'고 생각합니다. 냉기제거가 너무나 간단하기 때문에 그 효과를 이해하지 못하는 것 같습니다. 이것이 지금 고민입니다.

조언 한마디

아이의 탄생을 축하드립니다. 아이를 목말 태운 다음 발목을 잡고 전후좌우로 흔들어주면 균형감각이 생깁니다. 몸을 뒤로 휘게 하면 복근운동도 되고, 몸을 움직이면서 배짱도 생기고 운동신경도 발달합니다. 적극적으로 놀아주시기 바랍니다.

나쁜 짓을 했을 때는 그것이 나쁜 짓이라는 사실을 확실하게 가르쳐주십시오. 체벌로는 간질이는 것이 가장 좋습니다. '잘못했습니다'할 때까지 간질입니다. 30초도 견디지 못할 것입니다. 간질여서 웃게 하면 웃어서 숨을 내쉬기 때문에 몸의 독이 잘 빠져나오고 정신적으로도 편안해집니다. 그리고 말도 잘 듣게 될 것입니다.

때릴 때는 머리나 귀를 때려서는 안 됩니다. 때려도 되는 부위는 엉덩이입니다. 엉덩이는 살이 두꺼워서 세게 때려도 뼈까지 가지 않습니다.

나는 장남이라 어릴 적 아버지의 과보호 속에서 자랐습니다. 그래서 마음도 약하고 몸도 약했지만 그것을 스스로 고쳐왔습니다. 과보호는 절대로 하지 마십시오.

심한 화상 흉터가 깨끗해졌다

젊었을 때 복부에서 발등까지 화상을 입어서 흉터가 심했습니다. 그리고 발가락이 잘 움직여지지 않았습니다. 신발도 신기가 힘들었고 걷기도 어려웠지만, 병원에서는 '오래된 흉터라 어쩔 수 없다'고 할 뿐이었습니다.

조금이라도 깨끗해지고 싶어서 지푸라기라도 잡는 심정으로 냉기제거를 시작했습니다.

생활을 반성해보니 냉기를 만드는 일만 골라서 하고 있어서 먼저 바른 생활을 하도록 노력했습니다. 생각해보니 저는 추위를 잘 타서 상의를 항상 두껍게 입었고 목에는 스카프를 둘러서 두온족한(頭溫足寒)을 했습니다.

게다가 식사도 고기와 생선 중심으로 많이 먹었습니다. '아침에 먹는 과일은 금'이라는 말을 믿고 아침에는 반드시 과일을 먹었습니다. 골다공증(骨多孔症)이 되면 안 된다고 생각하여 싫어하는 치즈와 우유도 억지로 먹었습니다.

그런데 냉기제거에 대한 설명을 들으니 먹지 않는 것이 더 좋다고 하여 어깨의 짐을 하나 내려놓은 것 같습니다. 이제는 밥과 콩, 다시마를 주로 한 소박한 식사를 하고 있습니다.

목욕을 할 때도 탕 속에 어깨까지 푹 담갔지만 이제는 반신욕을 하고, 양말을 겹겹으로 신어 맨발로 있지 않습니다. 잠옷과 속바지도 실크로 된 것을 마련했습니다. 반 년 정도 지나자 먼저 피부가 한 꺼풀 벗겨진 듯 깨끗해졌고, 1년이 지나자 발가락도 자유롭게 움직일 수 있게 되었습니다. 사람들에게 피부를 보이는 것이 싫고 부끄러웠는데 이제는 마음도 밝아졌습니다.

조언 한마디

마음가짐을 바르게 하고 냉기제거를 확실하게 하면 빨리 치유됩니다. 화상 흉터가 심했던 것도, 발가락이 잘 움직이지 않았던 것도, 모두 몸속 각종 장기에서 그것을 치유할 수 있는 힘이 없었기 때문입니다.

우리 몸에 갖추어진 자연치유력은 우리가 알고 있는 것보다 훨씬 강합니다. 몇십 년 전의 화상 흉터라도 생활만 바르게 한다면 치유됩니다. 이제 자유롭게 걸을 수 있게 되었다니 정말 다행입니다.

제가 치료하는 환자 중에는 팔이 굽어서 펴지지 않았는데 냉기제거를 한 후에 바로 펴졌습니다. 수술한 후 흉터가 깨끗하지 않은 것은 수술을 한 몸속 각종 장기가 치유되지 않았기 때문입니다. 암(癌)은 잘라서 떼어내면 되는 것이 아니라 암이 생기는 체질을 고쳐야 합니다. 병의 근본 원인이 치유되면 수술 흉터도 깨끗해집니다.

당뇨병에서 해방되고 무릎의 통증도 사라졌다

유방암 수술을 받고 코발트를 쬐니 무척 아팠습니다. 심장도 나쁘고 당뇨병이 있어서 혈당도 높고 무릎이 아파서 걷는 것조차 힘든 나날이었습니다. 그런데 냉기제거를 시작했더니 몸무게가 줄어서 몸이 가벼워졌고 무릎의 통증도 사라졌으며 혈당치도 내려갔습니다.

이전에 다녔던 병원에 가서 혈당을 재었더니 "정상입니다. 정말 놀라운 일이군요"라며 깜짝 놀라더군요.

유방암 수술 후의 통증도 없어지고 심장도 좋아져서 지금은 몸에 대한 걱정이 없습니다. 그리고 마음도 편안해졌습니다.

앞으로도 냉기제거를 계속하고 과식하지 않도록 조심할 것입니다. 어렵게 얻은 건강이니 최선을 다해 지키고자 합니다.

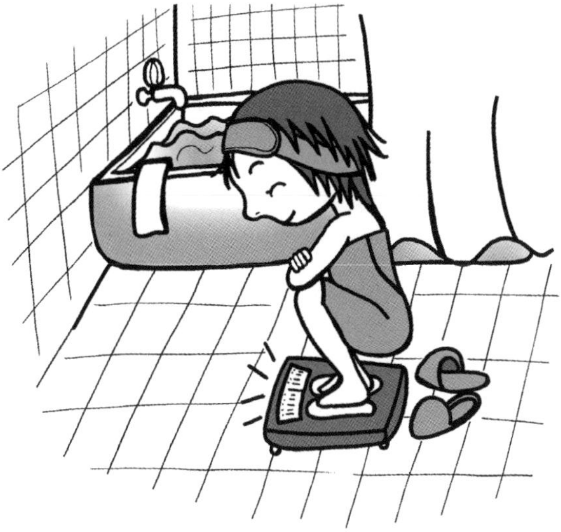

냉기제거를 하는 사이에 식욕이 정상으로 돌아오고 몸무게도 줄었다.

조언 한마디

보통 혈당은 잘 내려가지 않는 것이니 평생 조심해야 하고 완치되지 않는다고 생각합니다. 서양의학에서는 혈당이 오르지 않도록 인슐린을 쓰고 식사를 제한하고…… 이런 식으로 평생을 살아야 하는데, 정상이 되었으니 의사도 놀랐을 것입니다.

당뇨 환자는 잘 먹어서 비만이고 얼굴색은 황색입니다. 동양의학에서 황색은 소화기의 색이라고 합니다. 냉기제거를 하는 사이에 점점 식욕이 떨어져서 정상이 되었고 혈당도 내려갔습니다.

무릎 관절이 아팠던 것도 당뇨병 때문입니다. 당뇨병이 좋아지면 무릎도 좋아집니다. 당뇨병은 췌장의 부조(不調) 때문인데 췌장 대신 무릎과 대퇴부, 고관절, 장골(腸骨) 등에 나타납니다

당뇨병은 좀처럼 치유되기 어려운 병입니다. 냉기와 과식 때문에 시작되며, 혈액순환이 나빠지고 소화기의 부조, 특히 췌장의 부조로 이어집니다. 당뇨병에 걸리지 않기 위해서는 냉기와 과식을 주의해야 합니다.

허약한 체질과 만성피로가 치유되었다

저는 겨울이 되면 감기에 걸리는 날이 더 많다고 할 정도로 감기를 달고 살았습니다. 어깨결림과 요통, 저혈당으로 우울한 날이 많았습니다.

2년 전 남편의 병 때문에 오사카에 있는 한의원을 찾아갈 기회가 생겨서 저도 진찰을 받았습니다.

"위장이 많이 약하고 허약한 체질입니다."

그때 이런 말을 듣고 혈액순환을 좋게 하는 약, 위장약, 강장제를 처방받았습니다.

평생 이런 약을 먹으면서 살아야 한다고 생각하던 때에 냉기제거를 알게 되어 한번 시작해보자고 생각했습니다.

저는 키가 작은데도 몸무게는 58kg이나 되는 비만이었습니다. 냉기제거를 시작하자 바로 허리가 가늘어지고 한 달 정도 지나자 눈에 띌 정도로 군살이 빠졌습니다.

당시 여름이었기 때문에 양말은 3켤레 정도가 한계였고, 때로는 치마를 입고 발을 내놓을 때도 있었습니다. 그래도 지병(持病)이 드러나지는 않았습니다. 10월이 되어 시원해지자 양말도 5~6켤레 신고, 어머니에게서 물려받은 실크 옷으로 속바지를 만들어서 면-실크-면으로 3장의 속바지를 입었습니다. 최근에는 따끈따끈함이 주는 쾌적함을 알게 되었습니다.

발가락에서는 무좀 같은 것이, 귀에서는 누런 똥물 같은 것이 나왔습니다. 이것을 명현이라 생각하고 이렇게 많은 독이 쌓여 있었다는 사실에 새삼 놀랐습니다.

냉기제거를 시작한 지 한 달 반이 지난 6월 중순부터 두꺼운 양말을 신어도 되는 일자리를 찾아서 일을 시작했습니다. 음식점 주방에서 하는 일입니다. 거기서는 떡을 만들기 위해서 고사리녹말을 반죽하는 일을 했습니다. 그것은 남자들에게도 힘든 일이라는 사실을 나중에야 알았습니다.

한 달 정도는 다리가 당기고 발가락이 쑤셨습니다. 그래도 반신욕으로 몸을 따뜻하게 하고 발을 잘 보온한 후 잠자리에 들면 다음날에는 완전히 회복되었습니다. 이것은 모두 냉기제거 덕분이라고 생각하고 감사드립니다. 이렇게 건강해지니 생각과 시각까지 바뀌었습니다.

조언 한마디

그동안 30% 정도 과식을 했지요. 요즘은 많이 먹지 않지만 그래도 아직 3% 정도는 과식으로 보이므로 주의하기 바랍니다.

육체노동을 해도 그 다음 날 개운한 것은 냉기제거로 혈액순환이 좋아졌기 때문입니다. 세포에 영양이 잘 전달되어 피로물질이 모두 배출되었기 때문에 피로가 빨리 풀리는 것입니다.

오랫동안 괴롭힌 충치와 이별

어릴 적부터 충치 때문에 치과에 자주 다녔고, 어른이 된 후에도 충치로 고생했습니다. 벌레 먹은 곳을 갈아서 금속으로 씌우고 나면 또다시 다른 이가 아프고, 치조농루(齒槽膿漏, 치근에 고름이 괴는 상태)로 고생하기도 했습니다.

그러다가 입안 여기저기가 아프자 이것이 혹시 냉기제거에서 말하는 독의 배출이 아닌가 생각하게 되었습니다. 그래서 열심히 냉기제거를 하고 과식을 주의했습니다. 그러자 그토록 아팠던 치통이 3개월 만에 사라지고 치조농루도 치유되었습니다.

충치도 냉기제거로 치유된다는 사실을 알고 정말 놀랐습니다.

조언 한마디

충치, 치조농루, 치내염 등 입안의 모든 문제는 몸속의 각종 장기에 있는 독이 배출되는 것입니다. 벌레 먹은 곳을 치료하고 금속을 씌우면 독의 출구가 막히기 때문에 다른 이를 통해서 독을 배출하기 위해 새로운 충치가 생깁니다. 그러니 자꾸만 충치가 생기는 것입니다.

이는 신장과 관계가 많으므로 신장의 독은 이에서 가장 잘 배출되는 경향이 있습니다. 그중에서도 아래 어금니는 대장과 관계가 있습니다.

이와 몸속 각종 장기의 관계를 잘 알 수 있는 예로, 아래 어금니가 아플 때 갑자기 설사를 하면 치통이 완전히 사라지는 경우도 있습니다. 이것은 대장의 독이 이로 나와서 아팠는데, 설사로 독이 나가자 통증이 사라졌다고 설명할 수 있습니다.

또 잇몸이나 입안 전체는 주로 소화기의 독이 나오는 곳이므로, 과식하면 잇몸이 붓거나 출혈을 하기도 하고 구내염이 생기기도 합니다.

이런 증상도 몸의 다른 곳에서 볼 수 있는 증상과 마찬가지로 '4가지 의미'가 있습니다. 하나는 몸속 각종 장기로부터의 '독 배출'이고, 두 번째는 몸속 각종 장기의 어딘가가 나쁘다는 '경고'입니다. 세 번째는 통증을 견딜 수 있도록 정신력을 키우는 '단련'이고, 네 번째는 피로한 몸속 각종 장기(소화기)를 쉬게 하기 위해서 입안에 증상을 드러내고 잘 먹지 못하게 하는 '보호작용'입니다.

이럴 때는 무리해서 먹지 말고, 양말을 많이 신고, 입욕시간을 늘리고, 느긋한 마음으로 지내십시오. 독을 모두 배출하고 나면 증상은 좋아집니다.

재미있는 일이 있었습니다. 냉기제거를 했더니 10년 전에 충치에 씌운 금속이 통증도 없이 뚝 떨어져나갔다는 것입니다. 간혹 단것을 먹거나 과식을 했을 때만 이가 아파서 바른 생활이 얼마나 소중한지 느끼게 합니다.

이의 세포도 다른 것과 마찬가지로 매일 다시 만들어집니다. 냉기제거를 하고 단것이나 과식을 주의하면 정상의 세포가 되기 때문에 충치도 치유됩니다.

칼럼

천식에 강심제는 위험

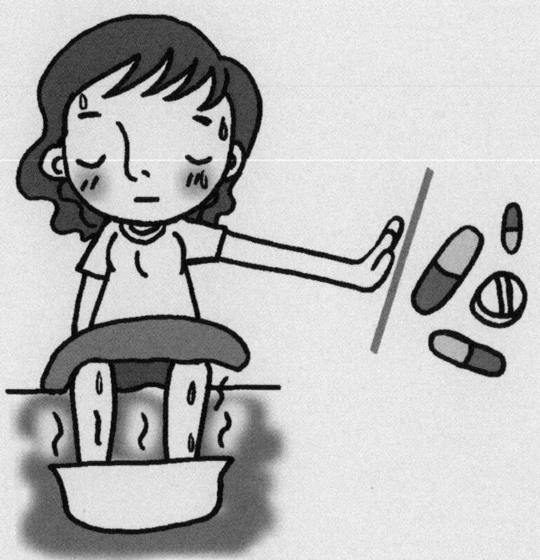

천식은 호흡기의 병이지만 소화기와 심장도 나쁘고 몸속의 독소를 잘 배출하지 못해서 생기는 병입니다.

천식은 숨을 잘 내뱉지 못하는 호기성(呼氣性) 호흡곤란인데, 발작할 때 쌕쌕 하는 소리가 나는 것은 기관지가 강한 경련을 일으키기 때문입니다. 근육이 수축되어 숨을 내뱉지 못하면 탄산가스와 그외의 독도 내보내지 못해서 괴롭습니다.

독을 내뱉지 못하면 소화기의 독을 심장이 대신 받으므로 강심제(强心劑)를 쓰면 천식의 발작이 멎습니다. 그러나 장기간 강심제를 쓰면 심장의 부담이 커져서 심장을 해치게 됩니다. 강심제를 쓰기 전까지는 힘들어도 참고 있으면 독이 배출되었는데, 금방 편안해지는 강심제를 쓰게 되면서 사망하는 사람들도 생겼습니다.

강심제를 쓰지 않고 냉기제거로 건강을 찾길 바랍니다. 냉기제거를 시작하면 명현 때문에 일시적으로 천식이 더 심해지기도 하지만 자연치유력을 믿고 냉기제거를 계속하십시오.

도리를 따르고 감정을 억제하는 바른 삶이 건강을 보장한다 | 인생을 즐기고 싶다면 고생해라 | 몸속의 각종 장기와 마음의 상태는 깊은 관계가 있다 | 스스로 생각하고 스스로 행동하는 힘을 기른다 | 오만은 간장과 담낭, 냉혹은 심장과 혈관 계통이 나쁘다는 증거 | 남자는 남자답게 | 화려하지 않게, 평범하게, 성실하게 산다 | 병을 걱정하기보다는 먼저 반성한다 | 아이들은 몸으로 기억하게 한다 | 아이를 간섭하지 않고 눈으로만 지켜본다 | 편안한 노후는 노망의 시작 | 이기심은 소화기를, 욕심은 폐와 대장을 상하게 한다

5장

바른 삶이 진정한 건강과 행복을 불러온다

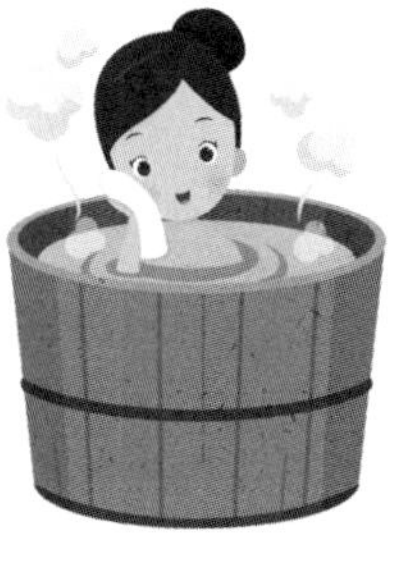

도리를 따르고 감정을 억제하는 바른 삶이 건강을 보장한다

이 책을 잘 읽으면 알겠지만 건강을 위해서는 삶의 방식을 근본적으로 바꾸어야 합니다. '삶'이란 우리가 호흡해서 심장을 움직이고, 밥을 먹고 배설하는 등 그렇게 살아간다는 것입니다.

그런데 그것만으로는 부족합니다. 생각하고 노력하고 도리에 따라서 살아야만 진정한 의미의 건강을 얻을 수 있고 행복해집니다. 바른 삶의 기본은 무엇보다도 도리에 따라서 감정을 억제하는 것입니다.

감정을 억제한다고 하면 사리분별만 따지는 사람이 되어 여유가 없을 것으로 생각합니다. 그러나 감정만으로 사는 사람은 누가 무슨 말을 하니 화가 난다거나, 맛있는 것을 먹고 싶다거나, 남이 부럽다는 등 얄팍한 감정에만 빠져서 좋지 않습니다. 남는 것은 독뿐입니다.

감정에 흔들리기보다는 도리를 따르기 바랍니다. 예를 들면 잘못된 일상생활 때문에 냉기가 생기고, 그것이 병의 원인이 됩니다. 냉기 때문에 혈액순환이 나빠져서 몸속 각종 장기의 기능이 저하됩니다. 거기에 세균이 붙기도 하고 알레르기 유전자의 이상 등이 생기기도 합니다.

그러므로 근본적 원인인 '생활의 잘못'을 고치고 바른 생활, 즉 냉기제거를 하는 생활을 한다면 몸이 갖고 있는 자연치유력으로 병은 치유됩니다. 그런데 어딘가 몸이 나빠지면 바로 병원이나 약에 의지해서 치유하고자 합니다. 이렇게 생활의 잘못은 그대로 두고 병적 현상만 억제하려고 한다면 진정한 치유는 불가능합니다.

병을 치유하려고 하지 말고 생활을 고쳐야 합니다. 그러면 병은 자연히 치유됩니다. 진실을 보고 생각하는 힘을 가지기 바랍니다. '치유하지 말아라, 고쳐라, 고치면 치유된다'고 말하고 싶습니다.

냉기제거를 하여 비가 와도 눈이 와도 바람이 불어도 걱정이 없는 튼튼한 몸을 만들고, 욕심을 버리고 화를 내지 않으며 항상 조용히 미소를 짓도록 합니다.

하루에 한 그릇의 현미밥과 된장국, 해조류와 콩, 채소를 조금 먹고, 모든 일을 순수한 마음으로 받아들입니다. 그리고 동쪽에 병을 앓고 있는 아이가 있다면 빨리 달려가서 반신욕으로 고쳐주고, 서쪽에 피곤해서 쓰러진 어머니가 있다면 냉기제거를 하면 피곤하지 않다고 알려주고, 남쪽에 죽을 것 같은 사람이 있다면 냉기제거를 하면 더 오래 살 수 있다고 전해줍니다.

이렇게 남을 먼저 생각하는 마음, 즉 '타인(他人) 위주의 마음'이 있어야만 살아가는 의미가 있습니다.

인생을 즐기고 싶다면 고생해라

누구나 병을 싫어합니다. 건강해지고 싶고 행복해지고 싶어하는 것은 어쩌면 당연한 일입니다.

예전에 병원에 있을 때 담당한 환자가 찾아왔습니다. 유방암 수술을 한 환자인데 전이(轉移)를 막기 위해서 코발트를 조사했더니 신경통(神經痛)이 생겼다는 것입니다.

치료하면 좋아지지만 시간이 지나면 다시 통증이 오는 현상이 반복되었습니다. 쉽게 치유받기만 기대하고 스스로 고생해서 고치고자 하지는 않았습니다.

그래서 "왜 치유하고 싶습니까?"라고 질문했습니다.

그러자 "살아 있으면 즐거우니까요"라고 대답했습니다.

그는 즐거운 일만 생각하고 제멋대로 살아온 사람입니다.

"즐기는 것만 생각하니 고생이 따라오는 것입니다"라고 했더니, "그럴 수도 있겠네요"라면서 처음 깨달은 것 같았습니다.

병은 괴로운 것이니 싫고, 편하고 즐거운 것만 갖고 싶습니다. 그러나 고생은 반드시 따라오는 것입니다.

맛있는 음식을 많이 먹어서 행복한 생활을 즐기다 보면, 위궤양이나 십이지장궤양 혹은 암에 걸리거나 당뇨병에 걸려서 즐긴 만큼 반드시 고생하게 됩니다.

조금만 많이 먹어도 금방 배탈이 나는 사람이 있는가 하면, 10년, 20년 후에야 그 후유증이 나타나 암이나 당뇨병으로 고생하는 등 여러 가지 경우가 있습니다. 어쨌든 인생을 즐기고 싶다면 스스로 고생해야 합니다.

'즐거움이 있으면 고생이 있고 고생이 있으면 즐거움이 있다'는 말이 있듯이, 즐거움과 고생은 항상 함께합니다. 예를 들면 홍백(紅白) 새끼줄이 있다고 합시다. 붉은색은 즐거움, 흰색은 고생이라고 합니다. 이때 붉은색 줄만 남기고 흰색을 빼면 이것을 새끼줄이라고 할 수 없습니다.

모든 일은 이러합니다. 즐기기만 한다면 반드시 고생이 따라옵니다. 반대로 고생하면서 살면 즐거움이 찾아옵니다. 부부도 그러합니다. 남자와 여자, 남편과 부인 둘이 있어야만 부부입니다.

우주를 보면 달과 태양이 있어서 우리가 살아갈 수 있습니다. 인간 생명의 기(氣)에는 양과 음이 있고, 기의 흐름으로 이루어져 있습니다.

반대 요소와 균형을 이루면서 살고 있다는 사실을 명심하고, 즐거움만 구하는 일이 없도록 합시다.

몸속의 각종 장기와 마음의 상태는 깊은 관계가 있다

몸속의 각종 장기와 마음은 밀접한 관계가 있습니다. 동양의학에서는 2,000년 전에 이것을 기록했습니다. 예를 들어 간장이 나쁘면 화를 잘 내고, 반대로 화를 잘 내는 사람은 간장이 나쁜 사람입니다.

간장이 나빠서 진료를 받고 있는 부인의 간장 상태가 갑자기 나빠졌길래 "오늘 무슨 화나는 일이 있지요?"라고 물었습니다.

그랬더니 "그렇습니다"라고 대답했습니다.

이야기를 들어보니 아들이 부모와 상의도 하지 않고 결혼상대를 정했다고 합니다. 그런데 그 상대의 집안이 너무나 격이 떨어져서 화가 난다는 것입니다.

속이 상한다고 금방 화를 내면 그만큼 간장이 나빠집니다. 흔히

화를 낸다고 해도 해결되지 않는 일로 화를 내는 일이 많습니다. 자신의 몸(간장)을 상하게 하고 상대도 결코 유쾌하지 않습니다. 이렇게 해서 서로 나빠집니다.

상대에게 악의(惡意)를 보내면 자신에게 되돌아옵니다. 미운 사람의 인형을 만들어 가슴을 바늘로 찌르면서 저주하기도 하는데 그것은 자신의 가슴에도 찔립니다.

간장을 상하게 하고 싶지 않다면 화를 내서는 안 됩니다. 큰일이 아닌데도 화가 날 때는 간장이 나빠졌다고 생각하고 일상생활을 반성하십시오.

소화기가 나쁜 사람은 우물쭈물하고 우유부단합니다. '이렇다 저렇다' 결정을 내리지 못하고 우물쭈물하면 소화기가 나빠집니다. 이런 사람은 성격이 원래 제멋대로이고 자신에게는 너그럽고 약하기 때문에 항상 어려운 상황이 되는 것을 피하려는 마음이 강합니다. 한마디로 성가신 것을 싫어합니다.

심장이 나쁜 사람은 잘 웃고, 잘 웃는 사람은 심장이 나빠지기 쉬운데 이 경우 웃는다는 것은 냉소 혹은 비웃음을 말합니다. 상대에 대한 따뜻한 마음이 부족하고 차가운 성격에서 오는 웃음이기 때문에 새침하고 재미가 없는 느낌입니다.

폐가 나쁜 사람은 잘 웁니다. 울고만 있으면 폐가 나빠집니다. 이런 사람은 무엇이나 나쁜 쪽으로만 생각하고 걱정을 하면 폐가 더욱 나빠집니다.

이렇게 몸속 각종 장기의 어딘가가 나쁘면 감정이 다르게 나타납니다. 또 어떤 감정(성격)을 가지고 있는가에 따라서 나빠지는 몸속의 장기가 정해져 있으므로, 그 사람의 병상을 진찰하면 성격까지 알 수 있습니다.

간장, 소화기, 심장, 폐 등 모든 장기가 나쁘거나 하나가 상당히 많이 악화되면 신장에도 영향을 미칩니다. 신장이 나빠지면 항상 가슴이 두근거리는 겁쟁이가 됩니다.

어떤 감정의 흔들림에도 공통된 것은 자기 중심적 생각이므로 반성해야 합니다.

스스로 생각하고 스스로 행동하는 힘을 기른다

마음의 병이 있는 환자를 진찰한 적이 있습니다. 서른이 넘은 부인인데 다음과 같은 상담이었습니다.

"부부 사이에 비밀이 있으면 안 되니 하고 싶은 말은 모두 하는 것이 좋다는 가르침을 받고, 하고 싶은 말을 그대로 했더니 서로 불만만 쌓이고 이혼 직전까지 가게 되었습니다. 어떻게 해야 하나요?"

부부 사이라도 해서 되는 말이 있고 안 되는 말이 있습니다. 가장 주의해야 하는 것은 상대의 친인척에 대한 나쁜 말입니다. 이것은 절대로 해서는 안 되는 말입니다. 예를 들면 시댁의 조카가 아무리 나쁜 짓을 했다고 해도 험담을 해서는 안 됩니다.

남편이 "이거 정말 큰일이군"이라고 해도, "그렇군요" 정도로만 말하고 아무렇지도 않은 표정을 지어야 합니다. 속이 터져도 겉으로 반응을 해서는 안 됩니다.

또 부부는 아무리 하고 싶은 말을 하는 것이 좋다고 해도 상대가 받아들이고자 하는 태도가 아닐 때는, 이른바 '심리적 난청(難聽)'일 때는 이야기를 해도 소용이 없습니다. 이럴 때는 참아야 합니다.

이렇게 이야기를 하니 "잘 알았습니다" 하고 대답했는데, 다음 말을 듣자 말문이 막혔습니다.

"그런데 어떻게 참아야 하나요?"

이 부부에게는 스스로 생각하고 행동하는 힘이 없는 것입니다. 누군가로부터 말하고 싶은 것은 해야 한다는 말을 듣고 그렇게 했는데 상황이 나빠졌습니다. 그래서 상담을 했는데 내가 '참아야 한다'고 하니, 그렇다면 어떻게 참아야 하는가 하는 문제가 생긴 것입니다.

이렇게 하나에서 열까지 가르침을 받지 않으면 아무것도 할 수 없는 사람은 살아가기가 힘듭니다. 자랄 때 부모가 과보호를 하고 이것저것 다 챙겨주었기 때문에 스스로 생각할 능력이 자라지 않은 것입니다. 자식의 행복을 생각한다면 엄하게 키워야 합니다.

우리 집에서는 아이가 고등학생이 되면 아르바이트를 하게 했습니다. 아이가 아르바이트 자리를 찾았다고 하면 아내는 "시간당 얼마야?"라고 돈에 대해서만 물어보는 것 같았습니다. 하지만 나는 전에 한 일과 같은 것이냐고 물어보고 '다른 일'이라고 하면 한번 해보라고 허락했습니다. 다양한 일을 경험하는 것이 좋기 때문입니다.

젊었을 때는 돈보다 어떤 경험을 하는가가 중요합니다. 자신을 인간적으로 얼마나 풍요롭게 만드는가가 중요합니다. 자신의 능력이나 지식을 기르면 그것이 장래에 도움이 됩니다.

보통 부모들은 자식에게 일을 시키는 것을 불쌍하다고 생각합니다. 그러나 그런 식으로 아이를 기르면 이 부부처럼 스스로 생각할 수 없는 어른이 됩니다.

오만은 간장과 담낭, 냉혹은 심장과 혈관 계통이 나쁘다는 증거

남을 먼저 생각하고 배려하는 마음가짐을 가져야 합니다. '나는 편하고 싶다, 손해 보기 싫다, 무엇이든 나 중심으로 일이 진행되어야 한다'는 것은 자기 중심적 생각이므로 고쳐야 합니다.

자기 중심적 생각은 크게 오만(傲慢), 냉혹(冷酷), 이기(利己), 욕구(慾求), 이 네 가지로 나눌 수 있습니다.

잘난 척하는 것은 누가 봐도 오만이지만, 잘 눈치채지 못하는 오만도 있습니다. 사람들에게 무시당하기 싫어서 좋은 옷을 입어야 한다는 생각도 일종의 오만입니다.

의사로 일할 때의 일입니다. 간질(癎疾)을 하는 아이를 어머니가 데리고 왔습니다. 진찰실에 들어오자마자 "어떻습니까?"라는 질문부터 했습니다.

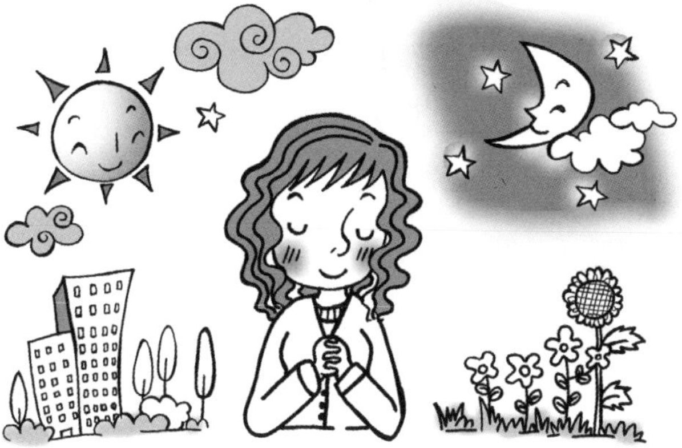

자기 중심적 생각을 버리고 모든 일에 감사하는 삶이 건강을 불러온다.

그래서 "지난번에 온 이후 발작한 적이 없었나요?"라고 물었더니 "없었습니다"라고 답했습니다.

이럴 때는 "선생님 덕분에 발작은 없었습니다. 감사합니다"라고 경과를 설명하고, 발작이 일어나지 않도록 치료해준 것에 대해 감사인사를 하는 것이 도리라고 생각합니다.

자신이 알고 싶은 것만 말하고 상대에 대한 감사의 마음이 전혀 없는 것이 바로 오만입니다. 오만한 사람은 간장과 담낭이 나쁠 수 있습니다.

냉혹하다는 것은 글자 그대로 차갑다는 뜻입니다. 자신만 생각하고 타인의 처지를 생각하지 않습니다. 선의(善意)의 호의(好意)를 전혀 모르는 사람입니다. 앞에서 소개한 어머니처럼 감사하는 마음이 없는 것은 오만한 것이고, 남에게 받은 것에 대해서 그 사람의 고생을 모르는 것은 냉혹한 것입니다.

감사하는 마음도 없고, 상대를 생각하지 않는 차가운 사람은 심장과 혈관 계통이 나쁩니다. 류머티즘은 심장과 소장의 병입니다. 그러므로 류머티즘을 앓는 사람은 마음이 차가운 경우가 많습니다.

병을 앓고 있는 사람을 보면 그 사람의 성격을 알 수 있습니다. 성격을 보면 병도 알 수 있습니다.

남자는 남자답게

40세가 넘은 사회적 지위가 상당히 높은 사람이 나를 찾아왔습니다. 진찰했더니 심장이 나빴습니다.

"냉기제거를 잘하십시오. 그러지 않으면 심장이 나빠서 오래 살지 못합니다"라고 조언을 했습니다.

그러자 "그럼 몇 년 정도 살 수 있습니까?"라고 물어서

"10년 정도 살 수 있습니다"라고 답했습니다.

그 사람은 집으로 돌아가서 '그렇게 무서운 말을 하는 의사는 싫다. 내가 10년 후에 죽는다고 했다'라면서 애꿎은 부인에게 마구 화풀이를 했다고 합니다.

아무리 무섭다고 해도 10년 후에 죽는다는 사실에는 변함이 없습니다. 그러나 냉기를 주의하고 냉기제거를 철저히 하면 죽지 않는

다는 말은 기억하지 못한 것 같습니다.

사회적으로 지위가 높고 교양이나 학력이 높다고 인간적으로도 우수하다고는 할 수 없습니다. 지위가 높고 돈이 많다는 것으로 상대의 가치를 평가할 수는 없습니다.

이와 반대로 진정한 남자라고 생각되는 사람이 있습니다. 전에 근무한 병원에서 같이 일하던 의사의 형인데, 몇 년 전에 암으로 돌아가셨습니다. 실은 3년 전에 자신이 암으로 오래 살 수 없다는 사실을 알았지만, 죽기 전까지 아프다거나 힘들다거나 암에 걸렸다는 사실을 가족에게 말하지 않고 조용히 일하면서 가족과 생활을 즐겼습니다.

이런 사람이 진짜 남자라고 생각됩니다. 하지만 최근에는 이런 남자다운 남자가 별로 없습니다.

라디오에서 들은 이야기인데 결혼식에서 신랑이 오줌을 쌌다고 합니다. 그때 옆에 있는 어머니에게 '결혼식이 이렇게 길 줄 알았다면 식을 시작하기 전에 화장실에 가라고 왜 말하지 않았느냐'며 불평했다고 합니다. 이것도 자식을 잘못 키운 탓입니다. 아마 남자 아이라서 집안을 이을 대들보라며 과보호했을 것입니다. 그건 그렇고 자기 잘못을 부모 탓으로 돌리다니 참으로 못난 남자입니다. 그런데 최근에는 이런 나약한 남성들이 많은 것 같습니다.

지금 서른이 지나도 결혼하지 못한 남성(하지 않은 남성이 아니라)이

늘어나고 있습니다. 이것도 참으로 큰일입니다.

냉기제거의 근본은 남을 먼저 생각하는 마음입니다. 그런데 자신의 일도 제대로 할 수 없는 냉기 덩어리 같은 사람이라면 곤란합니다. 주변 사람들을 생각하는 따뜻한 마음과 인내하는 마음 그리고 스스로 하려는 강한 마음이 자라도록 키우고 싶습니다. 너무 편하게만 키우면 나중에 자식들이 고생합니다.

화려하지 않게, 평범하게, 성실하게 산다

올해 연하장에 이런 글을 담았습니다.

"인생은 행복이나 편안함을 추구하는 장이 아니라 자기 중심적 생각을 버리고 살아가는 수행(修行)의 도장(道場)입니다."

이것은 보통 사람들의 평범한 생각이나 종교와는 완전히 반대되는 것입니다.

돈을 벌고 싶다거나 건강해지고 싶다거나 편안해지고 싶다는 생각을 해서는 안 됩니다. 놀고 쉬고 즐기는 것을 추구해서는 안 됩니다. 자기 중심적으로 사물을 생각하고 자기 중심으로만 일을 진행하려는 마음을 버려야 합니다. 인생은 수행을 위한 도장입니다.

"그러니 행복을 당근으로 유혹하는 자는 주의해야 합니다."

이런 종교에는 주의해야 합니다.

"게다가 속이 빤히 들여다보이는 영능(靈能) 같은 것은 말도 안 되는 소리입니다."

다양한 예지자(叡智者)들이 있습니다. 텔레비전에 출연해서 마치 스타처럼 떠드는 예지자들도 있지만 이들을 예지자라고 할 수는 없습니다.

"화려하지 않게, 평범하게, 성실하게 살아야 합니다."

최근에는 나서기를 좋아하는 사람들이 많지만, 이런 생각을 버리고 평범하게 자신이 놓인 상황에서 자신이 해야 할 일을 열심히 하는 삶이 가장 바람직합니다.

그리고 그 결과에 대해서 생각하는 것은 자기 중심적입니다. 자기 중심적인 생각을 버리고 수행하라고 하면 '알았다'고 하면서도, 그 결과가 어떻게 되는지 질문합니다. 이것 역시 자기 중심적 생각입니다. 그것도 생각해서는 안 됩니다. '극락왕생(極樂往生)할 수 있냐'고 질문하는 것도 자기 중심적 생각입니다.

"걱정할 시간이 있다면 자신의 결점을 찾아서 개선합시다."

이런 삶을 살아야 한다는 의미의 글을 적은 연하장을 몇 분에게 보냈습니다.

석가모니는 '사고(四苦)'를 '생 · 노 · 병 · 사'라고 했습니다. 생(生)은 태어나는 것, 노(老)는 늙어가는 것, 병(病)은 병, 사(死)는 죽음입니다. 석가모니는 사고에서 벗어나기 위해 수행을 하고 깨달음을 얻었다고 합니다.

태어나는 것도 고통이라고 했습니다. 사람은 즐거움을 구하기 위해서가 아니라 수행을 하기 위해서 태어나기 때문에 고통스러운 것입니다.

수행을 하기 위한 인생인데, 본능을 채우기 위해서 나쁜 짓을 한다면 그런 인간은 살려둘 필요가 없다, 죽어야 한다고 판단하여 그 전 단계의 경고로 병이 생기는 것입니다. 병의 원인은 세균도 아니고 삼목 꽃가루도 아닙니다. 바로 나쁜 마음가짐입니다. 인생을 즐기려는 자기 중심적 생각을 가져서는 안 됩니다.

병을 걱정하기보다는 먼저 반성한다

병에 걸리면 몸을 걱정하기보다는 먼저 마음을 반성해야 합니다. '나는 조금도 나쁘지 않아', '잘못되지 않았어'라고 생각하면 더는 발전이 없습니다.

유럽에는 '내가 노예라는 사실을 깨달은 사람은 더는 노예가 아니다'라는 속담이 있습니다. 자신이 노예라는 사실이 아무렇지도 않은 사람은 언제까지나 노예이지만, '이래서는 안 된다'고 생각하는 사람은 노예의 테두리에서 벗어나기 위해 노력한다는 것입니다.

자신이 무엇을 잘못하고 있는지 찾아서 고쳐간다면 발전이 있습니다. 하지만 자신의 잘못을 고쳐가는 것은 매우 고통스러운 일이므로 하지 않는 사람들이 많습니다.

마음가짐이 잘못되면 냉기를 일으켜서 몸속의 각종 장기가 나빠집니다. 몸속의 각종 장기가 나빠지면 본능이 일그러집니다. 소화기가 나쁜 사람은 더 많이 먹고 싶어하고, 간장이 나쁜 사람은 더 많이 마시고 싶어하며, 폐가 나쁜 사람은 더 많이 담배를 피우고 싶어하고, 당뇨병인 사람은 단것을 더 많이 먹고 싶어하는 등 몸에 나쁜 것만 원하게 됩니다.

"당신은 폐가 나쁘군요. 폐암이 될 수도 있으니 담배를 끊으시오" 라고 주의를 주면,

"그것만은 끊을 수가 없습니다"라고 말합니다.

폐가 나쁘기 때문에 더 많이 피우고 싶어하는 악순환이 이어지는 것입니다.

이런 악순환을 어딘가에서 단절하지 않으면 점점 더 나빠집니다. 건강이 나빠지면 몸이 굳어지고 허리가 굽고 머리가 빠지고 백발이 되는 등 노화현상이 일어납니다. 또 몸이 굳어지면 병이 생깁니다.

혈액순환이 나빠지면 혈액을 원하는 곳으로 보내지 못하므로 노폐물이 배출되지 않고 쌓입니다. 그러면 노폐물 때문에 몸의 조직이 굳어지고 신축성이 떨어지므로 몸의 움직임도 둔해집니다. 그리고 점점 수축되어 근육이 약해집니다. 이런 상태일 때 운동을 하면 아킬레스건을 다치거나 허리를 삐거나 합니다.

백발이나 대머리, 고혈압 같은 것은 마흔 정도 나이에 생길 리가 없습니다. 고혈압은 혈관이 수축되어 혈액을 보내지 못하기 때문에

무리하게 보내려고 혈압을 올리는 것입니다. 그러니 약으로 혈압을 떨어뜨리는 것은 의미가 없습니다. 냉기를 제거해서 혈액이 잘 통하도록 혈관을 열어주면 됩니다.

마음의 냉기를 만들지 않으면 인간은 125세까지 살 수 있고, 죽는 날까지 자리에 몸져눕는 일 없이 건강하게 일하다가 잠들 듯이 죽을 수 있습니다. 그러니 빨리 죽고 싶지 않다, 나쁜 병으로 죽고 싶지 않다고 생각하는 사람은 자신을 반성하는 일부터 시작하십시오.

아이들은 몸으로 기억하게 한다

장애아의 어머니가 여러 병원을 찾아다녔지만 전혀 차도가 없었다면서 찾아왔습니다. 아이는 선천적으로 뇌가 작아서 지능이 낮고 운동능력도 좋지 않았습니다. 그런데 이 모자의 모습을 보니 어머니가 필요 이상으로 과보호를 하고 있었습니다. 잘 우는 아이인데 조금이라도 눈물을 흘리면 닦아주고 달래주었습니다.

아이가 걱정되는 것은 잘 압니다만, 그 감정에 휘말려서 지금 아이에게 무엇을 해주어야 하는지 잊어서는 안 됩니다. 그 아이에게 필요한 것은 병원을 찾아다니면서 타인의 도움을 구하는 것이 아니라, 어머니의 큰 사랑으로 감싸안고 냉기제거를 해서 아이의 능력을 발굴하는 것입니다.

아픈 것은 아픈 것이라고 조금씩 깨달을 수 있도록 해야 합니다.

어머니는 여러 병원을 찾아다니면서 열심히 살아왔다고 억울해하기 보다는 아이를 위해 진정으로 무엇을 해야 하는지 생각해야 합니다.

아이가 '무엇인가를 스스로 하고 싶다'고 생각하는 나이는 3~4세 정도인데, 이것이 제1반항기(反抗期)입니다. 이때 스스로 할 수 있는 일은 시키고 지켜봐야 할 부분은 지켜보면서 키워야 합니다. '세 살 버릇 여든 간다'는 말도 있습니다. 인간다워지는 것은 10세 정도인데 이성이 생기고 사람의 행동 등에 대해서 비판하기 시작하므로 미움을 받기도 합니다. 이것이 제2반항기입니다.

그러므로 3~4세가 되면 뜨거운 물이 든 주전자나 냄비 등을 만지게 해서 뜨겁다는 것을 알게 하고 스스로 자신을 지킬 수 있도록 가르칩니다. 물론 직접 닿게 하지 않고 2~3cm 정도 떨어진 곳에 손을 가지고 가서 뜨거운 느낌을 가르쳐준 다음 뜨거운 부위를 만지게 하면 그 이후는 가까이 손을 가져갔을 때 뜨거우면 만지지 않습니다.

이런 식으로 2~3번 반복하면 아이가 기억을 합니다. 그러면 "위험하니까 만지면 안 돼"라고 말할 필요도 없고 감시할 필요도 없습니다.

이렇게 몸으로 기억하게 하지 않으면 아이들은 호기심이 많아서 부모가 조금만 눈을 떼도 뜨거운 냄비를 만지고 당황해서 냄비를 뒤집는 등 큰 화상을 입기도 합니다. 부모가 아이 능력을 잘 발굴해 주기만 하면 아이는 다치는 일이 없고 부모는 편안합니다.

아이를 간섭하지 않고 눈으로만 지켜본다

아이는 귀엽습니다. 그렇다고 귀엽다 귀엽다 하며 마치 인형에게 옷을 갈아입히듯이 유명 상표의 옷을 입히고 즐거워하는 것은 곤란합니다.

아이를 어떻게 키워야 하는가, 부모가 해야 할 일은 무엇인가, 가장 소중한 것은 무엇인가 생각해보기 바랍니다. 아이는 가능한 한 빨리 혼자서 세상을 살아갈 수 있는 끈기와 능력을 가질 수 있도록 키워야 합니다. 이것이 육아의 기본입니다. 유명 상표의 옷 따위는 필요없고 돈도 필요없으며 과자도 필요없습니다.

과자를 너무 많이 주면 단것은 이를 상하게 하고 간장을 상하게 합니다. 소화기도 나빠지기 때문에 몸이 약한 아이가 됩니다. 장난감을 너무 많이 주면 싫증을 잘 내는 아이가 되고 스스로 하려고 하는 자립심이 자라지 않습니다.

스스로 노력하지 않아도 모든 것을 가질 수 있다면 노력하고자 하는 마음이 자라지 않습니다. 나의 육아방침은 넘어진 아이는 스스로 일어나도록 일으켜세우지 않는 것입니다. 스스로 일어설 수 있기 때문에 넘어지는 것입니다.

"혼자 일어날 수 있지?"라고 말만 하고 결코 손을 내밀어서는 안 됩니다. 스스로 할 수 있는 일은 스스로 하도록 해야 합니다. 높은 곳에서 떨어져도 혼자 일어서도록 하고, 기둥에 머리를 박고 울기만 한다면 "울지 마" 하며 혼을 내야 합니다. 달래면 안 됩니다. 아이들이 울면 "미안, 엄마가 나빴어"라고 용서를 구하는 엄마가 있는데 그것은 잘못된 방법입니다. 부모로서 적절한 행동이 아닙니다.

누구도 대신할 수 없는 일이기 때문에 자신의 고통은 자신이 스스로 견디는 일을 가르쳐야 합니다. 그렇게 키우지 않으면 성장한 다음 조금이라도 어려운 일이 생기면 약한 자에게 화풀이를 하고 우울해하거나 노이로제가 되기도 합니다.

어릴 적 고생은 어른이 되어 하는 고생에 비하면 아주 작은 것들입니다. 어릴 때 고생하면 어른이 된 다음 편해집니다. 그리고 '약한 자를 괴롭혀서는 안 된다, 스스로 할 수 있는 일은 열심히 해야 한다'고 가르칩니다.

우리 집에서는 장난감 같은 것을 산 적이 없습니다. 아이들에게 우유팩과 빈 상자를 주고 가위를 쥐어주었습니다. 2~3세 아이면 다치지 않을까 걱정하는 사람도 있는데, 이 나이 아이들은 그다지 힘이 세지 않기 때문에 다친다 해도 피부에 상처가 나는 정도로 그칩니다. 가만히 두면 그냥 치유됩니다.

그것으로 아프다는 것을 알게 되면 다음에는 스스로 조심하게 됩니다. "위험하니 그만둬"라면서 못하게 하면 경계심이 자라지 않아서 오히려 크게 다칠 수 있습니다.

아이를 간섭해서는 안 됩니다. 눈으로만 지켜봐야 합니다.

편안한 노후는 노망의 시작

몸의 건강과 마음의 건강은 매우 밀접한 관계에 있습니다. 젊었을 때 류머티즘을 앓아 온몸의 관절이 아프고 딱딱해져서 움직이지 못하는 사람이 있습니다. 그는 바퀴가 달린 침대에 누워서 생활하지만, 상반신은 쓸 수 있기 때문에 자원봉사자의 도움을 받으면서 전화와 편지로 인생상담을 하는 멋진 삶을 살고 있습니다.

이처럼 서로 도우며 자신이 할 수 있는 일은 하고자 하는 강한 마음을 가지고 살아야 합니다.

남에게 도움이 되는 삶을 살기 위해 노력하면 여러 가지 공부를 해야 하고 배워야 하기 때문에 오래 살려고 하지 않아도 자연히 오래 살게 됩니다.

남에게 베푼 선의(善意)는 반드시 자신에게 돌아옵니다. '저 사람은 좋은 사람이다' 혹은 '저 사람은 오래오래 살아야 하는데'라면서 주변 사람들이 소중하게 생각하면 오래 살게 됩니다.

그런데 '이제 나이가 많으니 편하게 살고 싶다'거나 '남에게 도움을 주고 싶은 마음은 없다', '이제는 도움을 받아야 할 나이다'라고 생각하면, 그 사람의 영혼은 '그렇다면 내가 없어도 되겠네' 하면서 어디론가 사라집니다. 체력은 아직 멀쩡한데……. 그것이 '노망(老妄)'입니다.

그러니 노망이란 편하게 쉬고 싶다는 사람에 대한 벌입니다. 노망이 나고 싶지 않다면 죽을 때까지 '쉬고 싶다'는 말을 해서는 안 됩니다. 오로지 남을 위해서 최선을 다해야 합니다.

남을 먼저 생각하고 배려하는 마음으로 산다면 죽는 그 순간까지 자리에 눕는 일 없이 건강하고 마치 잠을 자듯이 죽습니다. 이것이 대왕생(大往生)의 길입니다.

평화로운 시대에 태어나서 어머니의 과보호 속에서 하나에서 열까지 도움을 받고 자라면 스스로 생각하는 능력이 없어집니다. 그래서 최근에는 기업에서도 힘든 모양입니다. "이 일이 끝나면 다음에는 무엇을 해야 합니까?"라는 식으로, 지시하는 일은 하지만 그 다음에는 무엇을 해야 할지 모릅니다. 이것은 자식을 잘못 키운 부모의 탓입니다.

자식에게 노후를 맡기고자 하는 마음으로 열심히 키우지만, 이렇게 약한 자식에게 과연 노후를 맡길 수 있을까요? 어쩌면 부모가 자식의 노후까지 돌봐야 하는 것은 아닐까요? 그러니 자식은 자립할 수 있도록 엄하게 키우고, 노후의 보살핌 같은 것을 기대해서는 안 됩니다.

이기심은 소화기를, 욕심은 폐와 대장을 상하게 한다

'이기심'이란 나 자신은 안락하고 편하고 싶다, 힘든 일은 모두 싫다는 것입니다.

조금만 배가 고프면 무엇인가 먹고 싶어서 참을 수가 없는데 몸은 꼼짝도 하기 싫다는 사람은 잘 먹기 때문에 소화기가 나빠집니다. 과식의 독이 무릎 관절에 나타나 잘 걸을 수도 없게 됩니다. 음식은 걸어가서 가져와야 하는데 꼼짝도 하기 싫다는 생각을 하니 걷지 못하게 됩니다.

돈을 갖고 싶다, 옷을 갖고 싶다는 것만이 욕심이 아니라 정신적 욕심도 있습니다. 자신은 공부를 열심히 하지도 않고 노력도 하지 않으면서 자식은 좋은 대학에 들어가기를 바라고 남편이 출세하기를 바라는 것, 이것은 욕심입니다. 욕심이 많은 사람은 감사하는 마

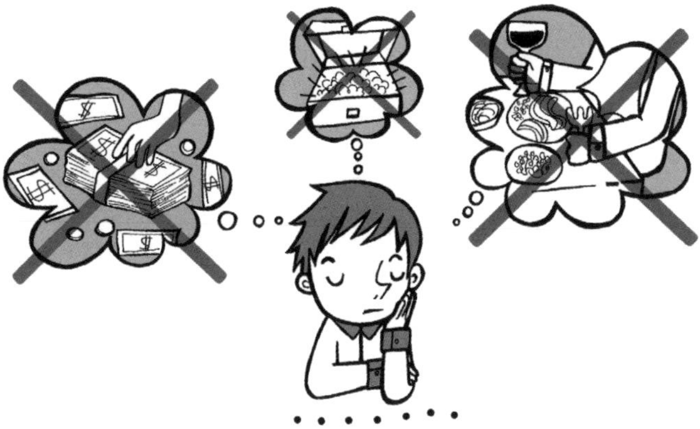

욕심 없이 항상 감사하는 마음으로 살아야 한다.

음이 없습니다.

더 많은 것을 얻고 싶어하는 욕심쟁이는 폐와 대장이 나빠집니다. 동양의학에서는 점막과 피부도 폐의 일환으로 봅니다. 입안이나 위의 점막, 대장에 궤양이 생깁니다. 욕심이 많은 사람은 내보내는 것을 싫어하기 때문에 변비가 되고 치질이 됩니다.

오만, 냉혹, 이기심, 탐욕이라는 네 가지 마음의 비뚤어짐은 신장과 방광을 나쁘게 합니다. 동양의학에서는 성기도 포함하기 때문에 여성의 경우는 자궁이, 남성의 경우는 고환과 전립선이 나빠집니다.

오만, 냉혹, 이기심, 탐욕이 더 심해지면 종양이 생깁니다. 암과

육종이 생깁니다.

이 네 가지 중 하나가 아니라 누구라도 네 가지를 모두 가지고 있습니다. '나는 욕심만 있다'고는 말할 수 없습니다. 사람에 따라서 어느 것이 가장 강하게 드러나고 어느 것이 두 번째로 드러나는지, 그 강도와 조합에 따라 성격이 달라지고 병의 정도도 달라집니다.

칼럼

감사하는 마음을 가지고 마음으로 먹는다

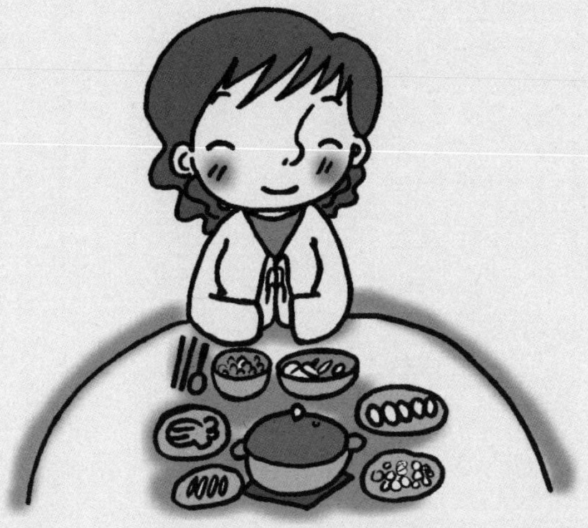

'의식동원(衣食同源)', '음식은 약이다'라고 합니다. '신토불이(身土不二)'라고도 하고, 건강을 위해서는 무엇을 먹어야 한다는 지식이 최근 조금씩 알려지고 있습니다. 이것은 대단히 좋은 일입니다. 그런데 먹을거리에 관심을 가지는 사람 중에는 음식을 '물건'으로만 보는 경향이 있어서 참으로 안타깝습니다.

같은 땅에서 같은 작물(作物)을 같은 방법으로 재배해도, 재배하는 사람의 마음에 따라서 작물에 머무르는 '힘'이 달라집니다. 이것은 모든 사물(생물에도, 무생물에도)에 영혼이 있고 기(氣)가 들어 있기 때문입니다.

먹을 때는 입, 눈, 코 등으로 음식의 맛, 색, 모양, 향(香) 등을 즐기면서 먹는 것이 중요합니다만, 그 음식이 내 앞에 놓이기까지 얼마나 많은 사람의 고생과 '마음'이 들어 있는지 생각하고 그것에 감사하는 마음을 가져야 합니다. 또 나를 살찌우기 위해서 여기까지 온 음식에 대해서도 감사해야 합니다. 그리고 음식으로 지탱되는 심신의 힘으로 세상을 위해 최선을 다할 것을 다짐하면서 한입 한입 잘 씹어서 먹어야 합니다.

건강한 사람의 얼굴빛은 밝고 투명하며 윤기가 있다 | 병의 증상에는 경고, 대역, 독 배설, 단련의 네 가지 의미가 있다 | 발열은 독 배출의 하나, 몸의 노폐물을 배출한다 | 사마귀나 점도 장기의 독 배출 증거 | 사소한 일을 걱정하고 안절부절못하면 냉기의 5,000배나 되는 독이 쌓인다 | 자고 있는 사이에 독 배출을 순조롭게 | 실크는 냉기제거에 꼭 필요한 건강천 | 감기는 만병을 치유하는 근원 | 마음의 독을 전부 배출하면 내세에서도 건강하다 | 엄마도깨비로부터 의사의 참모습을 배우다 | 의 능력을 향상하고자 하는 노력이 병을 치유한다 | 최선을 다할 것인가 아닌가가 즐거운 인생의 기로 | 잘못된 상식이 너무나 많다 | 의사는 누구를 위해서, 무엇을 위해서 존재할까 | 생각하지 않는 생활은 인생이 아니다

6장

냉기제거 건강법의 비결

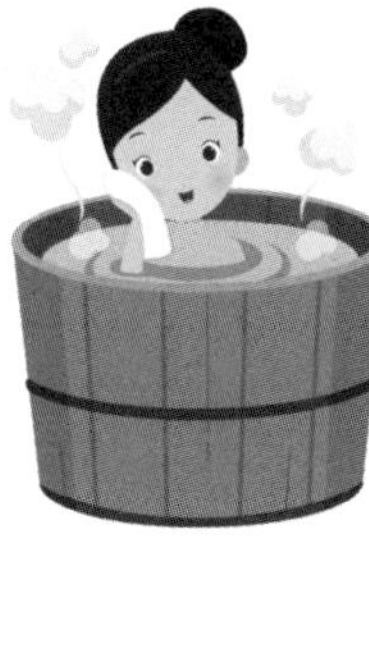

건강한 사람의 얼굴빛은 밝고 투명하며 윤기가 있다

얼굴빛을 보면 건강상태를 알 수 있습니다. 색의 기본은 음양오행설(陰陽五行說)에서 적 · 백 · 황 · 청 · 흑(赤 · 白 · 黃 · 靑 · 黑) 다섯 가지라고 합니다.

건강할 때는 각각의 색이 옅어서 서로 섞여도 깨끗한 옅은 색이고 피부에는 윤기가 있습니다. 다섯 가지 색은 몸속 각종 장기와 관계가 있습니다. 심장과 소장이 나쁘면 적색(赤色), 폐와 대장이 나쁘면 백색(白色), 위(소화기)와 비장이 나쁘면 황색(黃色), 간장과 담낭이 나쁘면 청색(靑色), 간장과 방광이 나쁘면 흑색(黑色)이 두드러집니다.

다섯 가지 색 중 하나 혹은 두 개의 색이 무척 진하게 드러나고 윤기가 없을 때는 본인에게는 아무런 자각증상이 없고 검사 결과가 정상이라고 해도 '상당히 심한 병이 있다'고 보아야 합니다. 치료하다 보면 색(色)이 점점 엷어지고 피부에 윤기가 나기 시작하는데, 이로써 몸의 기본은 치유되었다고 볼 수 있습니다. 그러니 얼굴을 보는 것만으로도 병을 알 수 있고, 치료하면서 어느 정도 좋아졌는지도 알 수 있습니다.

얼굴이 흰 사람 중에는 변비인 사람이 많다고 합니다. 변비는 대장의 병이라고 합니다. 대장은 폐의 부(腑)이므로 색이 흰 사람은 폐도 나쁩니다.

붉은 얼굴이라고 하면 술주정뱅이, 술주정뱅이라고 하면 간장을 연상합니다만 실은 심장이 나쁩니다. 간장은 상태가 좋지 않으면 소화기를 공격합니다. 소화기는 그것을 견디기 위해서 먹습니다. 그러니 술을 좋아하는 사람 중에는 비만인 사람이 많습니다. 소화기의 어머니가 심장이니 심장의 독을 대신합니다.

심장이 살려달라며 간장에게 도움을 청하지만, 간장은 이미 술 때문에 지쳐서 심장을 도울 수가 없습니다. 그래서 그 독은 심장에 쌓이게 되고 붉은 얼굴이 됩니다. 붉은 얼굴인 사람은 간장을 초월해서 심장에 와 있으니 심장발작이 일어나지 않도록 조심해야 합니다.

피부색이 붉은 사람은 심장 질병 외에 류머티즘도 있습니다.

흰 사람은 변비 외에 궤양성 질환, 피부병도 주의해야 합니다.

노란 사람은 위 · 십이지장 질환, 당뇨병도 조심합니다.

파란 사람은 간염, 중추신경의 질환이 의심됩니다.

검은 사람은 신부전, 방광염 외에 부인과 질환, 전립선 비대도 주의합니다.

피부색은 이렇듯 몸속 각종 장기와 관계가 깊습니다. 어느 것이나 냉기제거를 하고 과식하지 않도록 주의하면, 몸속의 각종 장기가 좋아져서 색은 자연히 열어지고 윤기가 나는 피부가 됩니다. 그러니 바른 생활을 하도록 하십시오.

병의 증상에는 경고, 대역, 독 배설, 단련의 네 가지 의미가 있다

병의 증상에는 경고(警告), 대역(代役), 독 배설(排泄), 단련(鍛鍊), 이 네 가지 의미가 있습니다.

경고는 '당신은 병에 걸렸습니다'라고 알려주는 것입니다. 화재경보기가 울리는 것과 같습니다.

"변에 피가 섞여서 나옵니다. 어디가 나쁜가요?"라고 걱정하는 사람이 있습니다. 이것은 화재경보기가 울리고 있는데 "혹시 불이 난 것은 아닌가요?"라고 질문하는 것과 같습니다. 이미 병에 걸렸으니 빨리 치유해야 한다는 경고라고 생각해야 합니다.

대역은 모든 병은 오장육부가 나빠지는 것인데 그 오장육부가 최악의 상태에 빠지는 것을 막기 위해서 그다지 중요하지 않은 곳으로 독을 배출하는 것을 말합니다.

호흡기와 소화기가 나쁠 때는 위궤양 등이 되지 않도록 코에서 콧물이 나옵니다. 신장과 소화기가 나쁠 때는 귀가 대신해서 중이염이 됩니다. 췌장이 나쁘면 무릎이 아파옵니다. 과식의 독 때문에 당뇨병 혹은 급성 췌장염으로 췌장이 망가지는데 그것을 대신해서 무릎이 아픕니다. 무릎은 없어도 살 수 있지만 췌장이 없으면 살 수가 없기 때문입니다. 소중한 것을 지키기 위해서 고통을 대신 감내하는 것입니다.

독 배설작용은 독을 내는 것입니다. 과식의 독을 무릎으로 내기 때문에 무릎 관절염이 되어 무릎이 아프고, 소화기와 신장의 독은 이루(耳漏, 귀고름이 나오는 병)로 나타납니다. 이렇게 해서 오장육부를 고치고자 합니다. 그러니 그 독을 약으로 멎게 하고 안심해서는 안 됩니다. 당연히 몸속의 각종 장기가 치유되면 무릎의 통증이나 이루가 멎고 치유됩니다. 억지로 멎게 하는 것과 자연히 멎는 것은 매우 다릅니다.

단련은 아프다거나 괴롭다거나 불안하다는 마음을 견딜 수 있는 몸과 마음으로 기른다는 것입니다. 독을 배출해서 치유하면 몸이 강해진다는 믿음을 가지고 참으면서 냉기제거를 하고 과식을 주의하는 등 할 수 있는 일을 하라는 것입니다.

그리고 어느 정도 보호하는 작용도 있습니다. 예를 들면 구내염이 생기면 아파서 먹을 수가 없습니다. 그것은 과식으로 소화기가 나빠졌기 때문에 보호하기 위해서 '먹지 마'라고 지시하는 것입니다.

입안에 궤양이 생기는 일이 있는데 이것은 위궤양이 되는 것을 막습니다. '위와 호흡기가 나쁩니다'라고 알리는 것이니 입안에 약을 발라서 통증을 완화하기보다는 위와 호흡기를 치유하는 것이 먼저입니다.

양말을 신어서 하반신을 따뜻하게 하고 반신욕으로 혈액순환을 좋게 하면 냉기가 제거됩니다. 또 과식을 주의해서 그 근원을 치유하면 입안의 문제는 해결됩니다.

발열은 독 배출의 하나,
몸의 노폐물을 배출한다

건강은 몸의 근원이 되는 많은 세포가 얼마나 활발하게 제 기능을 다 하고 있는가에 따라 결정됩니다.

그 세포의 기능을 지탱하고 있는 것이 혈액인데, 세포 하나하나에 산소와 양분을 운반하기도 하고 세포가 배출하는 노폐물 등을 밖으로 내보내기도 합니다.

이런 상태가 바람직하지만, 때로는 극도로 혈액의 흐름이 나빠지거나 대량의 혈액이 필요해졌을 때 우리 몸은 긴급 대응으로 열을 냄으로써 극복하고자 합니다. 이것이 발열입니다.

발열의 원인으로는 다음 세 가지를 생각할 수 있습니다.

암이나 혈전 등의 원인이 되는 독소(콜레스테롤 등)를 많이 운반하고자 할 때

발열로 혈관이 넓어지고 맥박이 빨라져서 대량의 혈액이 몸속을 흐릅니다. 이것은 마치 강이 급류해서 큰 바위를 밀어내는 것과 같습니다.

그러므로 열이 나지 않으니 건강하다고 생각하는 것은 잘못된 것입니다. 이런 사람은 독을 마냥 쌓고 있는 것입니다.

세균이나 곰팡이 바이러스 등에 의한 것

열은 세균 등의 기능을 억제함과 동시에 백혈구 등을 많이 전달하고자 합니다. 원래 병에 걸리는 것은 몸이 약해졌을 때(독이 쌓였을 때)이므로, 몸은 이 기회를 잘 이용해서 이제까지의 독을 한꺼번에 밖으로 배출하고자 합니다.

냉기가 나가고 있을 때

이제까지 열이 난 적이 없었는데 냉기제거를 시작하고 난 후로는 때때로 열이 나서 놀랐다고 하는 경우가 있습니다.

이것은 냉기제거로 독 배출의 힘이 강해져 이제까지 쌓여 있던 몸속 각종 장기의 '냉기(피로)'가 밖으로 나왔기 때문입니다. 따라서 몸에 좋은 것입니다. 이 독을 배출하지 않으면 쌓여서 큰 병이 됩니다.

어떤 일이 있어도 걱정하지 말고 반신욕으로 냉기를 제거합니다. 이것이 가장 효과적입니다. 독이 나가면 자연히 열은 떨어집니다.

며칠 동안 열이 떨어지지 않아도 당황하지 말고 계속하기 바랍니다. 특히 어린아이의 경우 고열이 계속되면 폐렴이 되거나 뇌에 장애가 남는 일이 있다고 합니다만, 냉기제거를 충분히 한다면 걱정할 필요가 없습니다.

발열은 결코 몸에 나쁜 것이 아닙니다. 냉기제거는 발열을 돕는 하나의 방법입니다.

사마귀나 점도 장기의 독 배출 증거

사마귀, 점, 뾰루지 등은 사람들이 크게 신경 쓰지 않습니다. 그러나 이것도 모두 몸속의 각종 장기와 관계가 있습니다. 특히 냉기제거를 하면 설사, 습진, 두통 등 바로 독 배출이란 걸 알 수 있는 증상에서부터 사마귀나 점 등 간과하기 쉬운 증상까지 크고 작은 다양한 형태로 독이 배출됩니다.

물론 증상에 대해서 걱정할 필요는 없습니다. 그러나 시각을 달리하면 증상이 나타나는 부위나 형태를 보고 몸(몸속 각종 장기)의 나쁜 곳을 알 수 있습니다.

몸속 각종 장기가 나빠지는 가장 큰 원인은 무엇보다도 마음(기분)의 비뚤어짐과 과식 때문입니다. 이것을 주의하면서 자신의 병을 아는 기준으로 삼기 바랍니다.

간장 : 눈, 근육, 손톱

눈의 통증이나 피로, 시력 저하 등 눈병의 원인은 간장이므로 간장이 좋아지면 눈도 좋아집니다. 또 간장은 근육과 관계가 많습니다. 적당하게 힘줄이 있는 것은 좋지만, 극단적으로 몸이 딱딱하고 힘줄이 드러나 보이는 것은 간장이 나쁘기 때문입니다. 손톱이나 발톱으로도 간장의 상태를 알 수 있습니다.

심장 : 혀, 혈맥, 털

혀가 꼬부라지고 저린 것은 심장의 독 때문입니다. 혈관도 심장과 관계가 많습니다. 뇌일혈이나 뇌졸중도 심근경색이나 협심증과 마찬가지로 심장이 나빠서 생기는 병입니다. 냉기제거를 시작하면 팔이나 등, 가슴의 털이 엷어지는데 이것도 심장이 좋아진 증거입니다.

소화기 : 입, 입술, 근육

입 주변에 드러나는 증상(구내염, 잇몸 염증, 사마귀, 뾰루지 등)은 모두 과식의 독 배출입니다. 통증이 있는 것은 위가 쉬고 싶어서 잘 먹지 못하도록 하는 것입니다. 그러므로 '먹기 쉬운 것을……' 하고 생각하여 무리하게 먹는 것은 바람직하지 않습니다.

또한 이제까지 축 처져서 힘이 없었는데 냉기제거로 단단한 체형이 되는 것은 소화기가 좋아졌기 때문입니다.

폐 : 코, 피부, 숨

코의 병은 폐가 나쁜 것이 원인입니다. '변비는 피부의 적'이라고 하듯이, 폐와 대장과 피부는 연관이 있습니다. 폐와 대장의 기능이 나빠서 독소가 잘 배출되지 않을 때는 피부에서 독소가 나가기 때문에 피부가 거칠어집니다. 폐와 대장이 좋아지면 피부는 자연히 깨끗해지므로 화장품에 신경 쓸 필요가 없습니다.

신장 : 귀, 뼈, 머리카락

중이염, 이루(耳漏), 이명(耳鳴) 등은 신장의 독이 귀로 보내져서 생깁니다. 코피도 신장의 독 배출이라고 합니다. 신장은 이를 비롯해서 뼈를 관리하기 때문에, 기능이 나빠지면 칼슘을 섭취해도 몸에는 흡수되지 않습니다.

냉기제거를 시작하면 머리카락이 거칠어지기도 합니다. 이것은 신장의 독이 머리카락으로 나가기 때문입니다. 독이 다 나가면 머릿결이 좋아집니다. 머리카락이 빠지는 것도 마찬가지입니다. 냉기제거를 하면 머리카락이 다시 나고 색도 짙어집니다.

사소한 일을 걱정하고 안절부절못하면 냉기의 5,000배나 되는 독이 쌓인다

반복해서 말하지만 몸과 마음은 하나입니다. 냉기제거를 하면 '독(毒)이 배출된다는 것이 바로 이런 것이구나'라고 납득할 수 있을 것입니다. '병이 난 것은 바로 나의 이런 성격 때문이다'라고 반성하고 마음가짐이나 생각을 바꾸면 병도 차츰 좋아집니다.

냉기제거를 하고자 할 때는 먼저 양말을 겹겹이 신고 반신욕을 하고 과식을 하지 않아야 합니다. 그러나 이것은 기본에 지나지 않습니다. 다도(茶道)나 검도(劍道)에서 무엇보다도 정신을 중요하게 생각하듯이 냉기제거에서도 마음가짐이 가장 중요합니다.

물론 냉기제거의 기본만이라도 제대로 실행하면 몸은 상당히 좋아집니다. 그러나 문제는 독의 배출입니다. 온몸에 습진이 생기고 어지럼증이 심하며 상당히 살이 빠지고 혈뇨(血尿)가 나오고…….

이런 증상은 모두 독이 배출되는 것이므로 몸에는 좋은 일입니다. 그러나 이때 '과연 괜찮을까? 혹시 죽는 것은 아닐까?' 하고 걱정하면 상당한 스트레스(마음의 독)가 됩니다.

최근에는 서양의학에서도 암이나 고혈압 등의 무서운 병은 스트레스와 관계가 깊다는 사실을 밝혀냈습니다. 이렇듯 마음가짐은 냉기제거를 하느냐 하지 않느냐에 관계없이 병에 영향을 크게 끼칩니다.

사소한 일을 걱정하고 안절부절못해서 생기는 마음의 독은 냉기와 과식 때문에 쌓이는 독의 5,000배나 된다고 합니다. 5,000배나 된다고 하니 '걱정하지 말라고 말하는 것은 무리'라고 간단히 정리해 버릴 일이 아닙니다. 원래 어느 정도 독을 배출하면 그 증상도 빠른 시일 내에 사라집니다. 그러나 걱정으로 생기는 독이 많이 쌓이면 그 독도 함께 배출해야 하므로 증상이 더 심하게 나타나서 결과적으로는 병을 악화시키는 일도 있습니다.

냉기제거를 계속해서 몸의 독을 잘 배출하면 어떤 병도 치유됩니다. 독 배출을 안심하고 받아들이는 마음가짐이 가장 중요합니다. 그러기 위해서는 이제까지의 서양의학 지식이나 병에 대한 일반적인 상식을 전부 버려야 합니다. 그리고 생각과 마음을 바꾸어야 합니다.

현대의학은 냉기제거와 정반대 생각을 하기 때문에 이런 지식이 조금이라도 남아 있다면 증상이 나타날 때마다 고민하게 됩니다. 그러나 고민해서는 안 됩니다.

증상이 있다는 것은 냉기제거 효과가 나타난 것이므로, 이제까지의 잘못된 생활을 반성하면서 차분하고 기쁜 마음으로 독을 배출해야 합니다. 그러면 건강이 빨리 좋아집니다.

자고 있는 사이에 독 배출을 순조롭게

자고 있는 시간은 몸속에 쌓인 독을 배출하는 중요한 시간입니다. 예를 들면 화장실에 자주 가고 싶다거나, 기침이 난다거나, 습진이 생긴다는 증상은 낮에 깨어 있는 동안 밖으로 배출하지 못한 독소가 나가는 것이니, '수면을 해친다'고 걱정할 필요가 없습니다. 몸이 정상으로 기능하고 있으므로 기쁜 마음으로 기침을 하고 피부가 가려울 때는 긁어서 출구를 넓혀주는 등 독소가 잘 나가도록 도움을 주면 빨리 편안해지고 자연히 잠이 듭니다.

그러므로 잠을 잘 때야말로 두한족열이 되도록 발 부위에 두꺼운 이불을 준비하고, 도기로 된 탕파에 따뜻한 물을 담아서 이불 속에 넣어두는 것이 좋습니다. 잠옷은 원피스 모양으로 된 것보다는 파자마가 좋습니다. 늘 상반신은 얇은 반소매를 입고 하반신은 속바

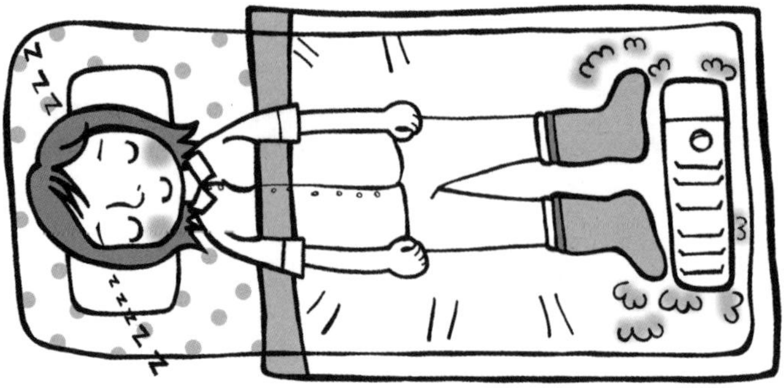

이불은 천연섬유로 된 것이 이상적. 도기로 된 탕파에 뜨거운 물을 담아서 이불 속에 넣는다.

지까지 입습니다. 물론 양말도 많이 신습니다.

두한족열을 하면 자는 사이에 혈액순환이 좋아지므로 몸속 각종 장기의 기능이 좋아지고 독소가 더 잘 빠져서 병이 치유됩니다. 발이 차가우면 잠을 잘 청하지 못하고 깊은 잠을 잘 수 없습니다. 목과 어깨의 냉기도 발을 따뜻하게 하는 것으로 해결됩니다.

특별히 추운 계절에는 아침에 일어나기가 힘듭니다. 그러나 냉기 제거를 하면 자는 사이에 피로가 완전히 풀려서 상쾌한 아침을 맞이하고 하루를 쾌적하게 지낼 수 있습니다.

이불의 재질은 천연섬유인 면이나 모가 좋습니다. 특히 설면자 이불(100% 실크)이 최고입니다. 설면자는 보온성이 높고 독소를 밖으로 발산하는 힘이 우수합니다.

전기담요 같은 것은 몸에 좋지 않으니 사용하지 마십시오. 전기와 같은 인공적 열은 몸의 표면(表面)만 데우기 때문에 수분을 많이 발산하여 목이 마른다거나 피부가 거칠어집니다. 또 표면만 데우기 때문에 몸은 균형을 맞추기 위해 거꾸로 몸의 중심(몸속 각종 장기)은 차가워집니다.

도기로 만든 탕파에 따뜻한 물을 담아서 이불 속에 넣으면 자연스러운 열로 몸속까지 따뜻해집니다. 반드시 시도해보시기 바랍니다. 양철로 된 것보다는 도기로 된 것이 좋습니다.

실크는 냉기제거에 꼭 필요한 건강천

실크로 만든 발가락양말, 실크로 만든 속바지, 실크로 만든 내의 등 피부에 직접 닿는 것은 실크로 된 것이 좋습니다. 실크에는 다음과 같은 성질이 있기 때문입니다.

실크는 누에고치에서 만들어지는데, 누에고치는 누에가 스스로 만든 침낭과 같은 것입니다. 누에는 그 속에서 누에나방이 되어 날아가기 전까지 성장합니다. 누에고치는 겨울에는 냉기를, 여름에는 열기를 차단해서 그 안에 들어 있는 누에를 지킵니다. 누에가 호흡해서 뱉어낸 독소와 습기는 그대로 배출하고 바깥의 독소는 안으로 들이지 않습니다.

그래서 실크는 살아 있는 섬유라 불립니다. 면은 흡수성이 좋지만 땀을 흡수하면 눅눅해집니다. 하지만 실크는 그 3배 정도 흡수해도 눅눅해지지 않습니다. 흡수한 습기를 발산하기 때문에 독소가 가득 차는 일이 없습니다. 따라서 실크를 입으면 피부호흡이 활발해져서 독소가 한층 더 잘 나가게 됩니다.

실크는 다공성이기 때문에 공기를 많이 함유할 수 있습니다. 그러므로 피부로부터 습기나 독을 잘 흡수하고 보습효과를 올립니다. 그외에도 다른 섬유보다 열을 잘 전달하지 못하는 성질이 있기 때문에, 겨울에는 열을 빼앗기지 않고 여름에는 바깥의 열기를 안으로 들이지 않아서 시원하게 보낼 수 있습니다.

그 좋은 예가 설면자 이불(실크 100%)인데 겨울에는 따뜻하고 여름에는 시원할 뿐 아니라 자고 있는 사이에 몸의 독을 잘 배출해서 피로가 완전히 풀립니다. 물론 설면자는 호흡을 하기 때문에 독소는 밖으로 발산되고 남지 않습니다. 때로는 이불에서 냄새가 날 정도로 독소가 나오는 경우도 있습니다. 하지만 냄새가 난다고 결함이 있는 것은 아닙니다.

- 이상의 내용으로 볼 때 건강을 생각한다면 실크는 계절과 상관없이 일 년 내내 사용하는 것이 좋습니다. 특히 병을 앓고 있을 때는 환부에 실크 천을 대거나 감으면 효과가 있습니다.
- 상처, 화상, 타박상, 염좌, 골절 등일 때는 환부를 깨끗하게 하고 실크 천을 붕대 대신 감습니다.

- 피부병(아토피성 피부염, 두드러기, 습진, 옻, 욕창 등)은 실크천으로 마찰하고, 진물이 날 때는 감아둡니다.
- 허리, 팔꿈치, 무릎 등 관절의 냉기, 통증 등이 있을 때는 아픈 곳에 실크 천을 대거나 감아둡니다.
- 두통, 어깨결림, 눈의 피로 등이 느껴질 때는 환부에 실크 천을 대거나 감습니다. 잘 때는 베개에 감아도 좋습니다.
- 감기(기침, 목이 아픔, 발열 등)일 때는 실크 천을 목에 대거나 감습니다. 열이 있을 때는 베개에 깔고 잡니다.

이렇게 실크 천은 몸의 냉기, 통증, 가려움증, 염증의 증상을 완화합니다. 물론 냉기제거를 하고 반신욕을 하는 것이 치료의 기본입니다.

감기는 만병을 치유하는 근원

지금까지 '감기는 만병의 근원'이라고 생각했습니다만, 냉기제거를 하면서 오히려 '감기는 만병을 치유하는 근원'이 된다는 사실을 알게 되었습니다. 냉기제거를 해서 감기를 잘 다스리면 그때까지 몸에 쌓인 독이나 그냥 두면 앞으로 큰 병이 될 독의 근원이 배출됩니다. 또한 지병이나 만성병의 증세도 한결 완화시킬 수 있습니다.

그러기 위해서는 다음과 같은 사항을 지켜야 합니다.

- 반신욕은 다른 때보다 길게, 1시간 정도 합니다. 마른 수건을 1~2장 준비해서 땀을 닦습니다. 몸이 힘들어서 도저히 할 수 없을 때는 족욕만으로도 효과가 있습니다.
- 양말을 평상시보다 더 많이 신고, 잠잘 때는 솜을 넣고 누빈 천

으로 만든 발주머니를 신고 그 위에 털실로 짠 양말(가능한 한 화학염료로 염색하지 않은 것)을 신습니다. 그리고 도기로 된 탕파를 준비합니다. 상반신은 가볍게 입습니다. 한겨울이라도 발만 따뜻하면 반소매 티셔츠 한 장으로 충분합니다. 상반신은 이불을 덮지 않아도 됩니다.

- 식사는 가능한 한 적게 해서 몸속의 각 기관을 쉬게 합니다. 그러면 감기를 공격하는 면역력이 더욱 향상됩니다. 병이 치유될 무렵에는 특히 과식을 주의합니다. 일반적으로 체력을 기르려면 영양이 많은 것을 먹어야 한다고 생각하지만, 먹으면 오히려 몸에 부담이 됩니다. 먹기 싫을 때는 먹지 않아도 됩니다.
- 가장 중요한 것은 '나오는 독'을 약으로 억제하지 않는 것입니다. 나오는 주된 독으로는 기침(폐의 독), 콧물(뇌와 이비인후과 계통의 독, 폐의 독), 담(폐와 뇌, 림프계의 독), 고열(평상시의 과식, 특히 동물성 지방과 달걀, 식품첨가물 등의 독 배출, 심장과 간장의 독 배출), 두통(간장, 담낭, 자궁의 독 배출), 온몸의 나른함(간장의 독 배출), 목구멍의 통증(위 보호 : 목구멍이 아프면 잘 먹지 못하므로 위를 보호하는 역할을 한다. 식욕부진도 마찬가지 역할을 한다. 이것은 인체의 참으로 기묘한 기능이다) 등이 있습니다. 이런 증상이 바로 독을 배출하는 것입니다. 그러므로 감기에 걸리면 몸이 깨끗해집니다. 빨리 치유하는 것을 목표로 삼지 말고, 독을 모두 배출하는 것

을 목표로 삼습니다.

지금까지는 '감기에 걸리면 목욕을 해서는 안 되고, 영양을 충분히 섭취하고, 콧물과 열이 걱정이다'는 잘못된 의학 개념에 빠져 있었습니다. 두한족열의 냉기제거는 드러나는 증상만 약으로 일시적으로 멎게 하는 현대 치료법과는 전혀 다른 방법입니다.

감기는 몸을 대청소하라는 것이라 생각하고, 이 기회를 잘 이용해서 가능한 한 많은 독을 배출하기 바랍니다. 아이들의 풍진, 홍역, 유행성 이하선염, 수두 등도 위의 방법으로 빨리 가볍게 치유할 수 있습니다.

마음의 독을 전부 배출하면 내세에서도 건강하다

몸의 독은 마음가짐에서 생기는데 마음은 참으로 일그러지기 쉽습니다. 마음에는 자기 보존 본능이 있습니다. 편하고 싶다, 건강하고 싶다, 아름답고 싶다…… 이런 '~싶다'가 잔뜩 생깁니다. 이것이 욕구에서 오는 마음의 독입니다. 자기 보존 본능이 바르게 기능할 때는 독이 만들어지지 않지만 대부분 이러한 독의 큰 공격을 받고 마음이 일그러집니다.

세상에는 낙(樂)과 고(苦), 음(陰)과 양(陽), 남극과 북극…… 이런 식으로 상반되는 것이 균형을 이루고 존재합니다. 이 와중에 자신의 나쁜 곳을 치유하고 점점 진보하는 것이 바른 자세입니다.

마음이 일그러지면 마음 바깥의 영혼으로 마음의 독이 나가고, 그 독이 다시 바깥으로 배어나와서 몸속의 오장육부로 나옵니다. 오장육부에 독을 그대로 두는 것은 곤란하므로 손발, 머리, 어깨, 허리, 피부 등 더 바깥 부위가 그 독을 가져갑니다. 이런 독을 전부 배출해서 깨끗해지면, 자기 보존 본능이 바르게 정립되어 심신이 모두 건강해집니다.

어느 한 부위나 몸속의 각종 장기에 드러난 독을 약으로 치유하려고 하면, 겉으로 보기에는 치유되는 것 같지만 독은 안으로 들어가서 폭발하고 결국 죽습니다. 몸은 흙이 되어 사라져도 영혼은 영원히 살아남습니다.

독을 가진 채 다음 세상에서 다양한 존재로 다시 태어나고, 결국에는 인간으로 태어납니다. 그러나 가지고 있는 독을 바로 배출하지 않고 어느 정도 가지고 있다가, 이 세상에서 만든 여러 가지 잘못된 독과 함께 나이를 먹으면서 배출합니다. 그러니 나이를 먹으면 병이 생기는 것은 당연한 일입니다.

태어날 때부터 위가 약하거나 간장이 약한 체질이 있습니다. 전생(前生)의 독을 가지고 이 세상에 태어났기 때문에 당연히 그런 소인(素因)이 있는 것입니다.

냉기를 제거하고 자기 중심적 마음을 버리고 제대로 산다면 마음의 독도 모두 배출되기 때문에 다음 세상에서는 건강하게 태어날 수 있습니다. 굳이 다음 세상을 기대하지 않더라도, 냉기제거를 열심히 하면 지금부터라도 건강하게 살 수 있습니다.

엄마도깨비로부터
의사의 참모습을 배우다

의사는 환자에게 친절해야 합니다. 그리고 가능한 한 고통을 줄이고 빨리, 저렴한 가격으로 치유하기 위해 노력해왔습니다.

그런데 세상의 의사들을 보면 돈이 많은 사람에게는 정중하게 진찰하고 비싼 약을 쓰지만, 돈이 없어 보이는 사람에게는 진찰하는 태도도 나쁘고 소홀히 하는 경우가 많습니다. 이런 사람들은 의사라고 할 수 없다고 분개하기도 했습니다.

일본의 옛이야기에 이런 것이 있습니다. 여자 도깨비에게는 자식이 1,500명이나 있었는데 이들은 사람의 갓난아기 고기를 몹시 좋아해서 매번 갓난아기를 훔쳐다 자식들에게 먹였습니다.

아이를 빼앗긴 어머니가 석가모니에게 울면서 호소했습니다.

"아이를 빼앗겼습니다. 도와주십시오."

"내가 어떻게든 해보겠다."

석가모니는 이렇게 대답하고는 도깨비의 자식을 하나 훔쳐와서 숨겨버렸습니다.

도깨비는 열심히 자식을 찾아다니다가 드디어 범인이 석가모니라는 것을 알고 자식을 돌려달라고 말했습니다.

"자식이 1,500명 있으니 하나 정도는 없어도 상관없지 않느냐?"

석가모니가 이렇게 말하자 도깨비는

"당신은 어미 마음을 모르시는군요. 어미에게는 한 명이나 10명이나 모두 똑같이 귀엽고 소중한 자식입니다. 어서 돌려주십시오."

라면서 화를 냈습니다.

"그렇다면 하나밖에 없는 자식을 빼앗긴 어미의 마음이 어떠한지 너는 알 것이다."

석가모니는 이렇게 말했다고 합니다. 이것이 도리(道理)입니다.

그 이후 도깨비는 아이를 빼앗아가는 일이 없었다고 합니다. 사람의 갓난아기 고기를 먹고 싶어하는 자식들을 위해서 갓난아기 고기와 맛이 비슷한 석류를 먹였다고 합니다.

도깨비가 그 많은 자식을 한결같이 사랑한 것처럼, 의사도 모든 환자를 한결같이 소중하게 생각하고 환자 중심으로 환자 처지에서 치료해야 합니다. 이것이 바람직한 의사의 모습입니다.

그러기 위해서는 대학 강의실에서 배운 지식이나 기술만으로는 부족하다고 생각했습니다. '마음이 통하는 치료를 하기 위해서는 어떻게 해야 하는가?' 이런 생각을 끊임없이 했습니다. 그 결과 환부를 진료하는 서양의학보다는 인간을 전체적으로 진료하는 동양의학에 매료되었습니다.

그리고 연구를 계속하다가 '냉기'로 만들어진 독소를 몸에서 제거하면 병은 치유된다는 것을 알았습니다. 아무리 몸을 치유한다고 해도 인간에게는 마음이 있으므로 마음도 치유해야 합니다. 치유한다기보다는 치유해나가야 합니다. 몸의 냉기와 함께 마음의 냉기도 제거하십시오.

의능력을 향상하고자 하는 노력이 병을 치유한다

병을 치유하느냐 못 하느냐는 의사의 능력에 달려 있습니다. 병원에서 근무할 때 열 살 정도 아이가 자동차에 치어 머리를 다치고 의식불명이 되어 입원했습니다.

겨우 목숨을 건진 그 아이가 반 년 후에 이비인후과를 찾아왔는데, 시력을 거의 잃었고 난청에다 항상 머리가 아프다고 했습니다. 제대로 생각할 수도 없었고 손발의 움직임도 부자연스러웠습니다. 이렇게 후유증으로 고생하고 있었습니다.

뇌 전문의에게 뇌파검사를 의뢰했더니 뇌파의 바늘 6개가 전부 움직이지 않았습니다. '머리를 다치고 6개월이 지나도 이 상태라면 평생 이럴 것'이라고 했습니다.

이 무렵 나는 작은 입자를 혈에 붙이는 치료를 하고 있었는데, 간질병에 효과가 있는 혈을 이용했습니다. 그러자 아이는 볼 수 있게 되었고 귀도 잘 들리게 되었으며 두통도 사라졌습니다. 또한 지금까지 0점만 맞았던 시험을 10점, 30점 맞게 되고 드디어 80점 이상 맞게 되었습니다. 손발의 움직임도 좋아져서 달리기도 할 수 있게 되었고 자전거도 탈 수 있게 되었습니다.

이 이야기를 전해듣고 '우리 아이도 부탁합니다'면서 아이를 데리고 오는 분들이 많았는데, 그들을 모두 치유할 순 없었습니다. 의능력(醫能力)에 문제가 있기 때문입니다. 그나마 치유한 아이는 외견으로는 증상이 심했지만, 그래도 내 의능력보다 그 아이의 병이 약했기 때문에 치유할 만했습니다.

어떤 병이라도 고칠 수 있기 위해서는 의능력을 키워야 합니다. 의능력은 어떻게 키울 수 있을까요? 그것은 평생 열심히 노력하는 수밖에 없습니다. 엄마도깨비의 마음으로 노력을 거듭하는 방법밖에 없습니다.

최근에 '약원병(藥原病)'이라는 묘한 병명을 들은 적이 있습니다. 약은 몸 밖으로 나오려고 하는 독을 몸속으로 되돌리기 때문에 겉으로 보기에는 치유된 것 같지만 몸속 각종 장기의 상태는 더욱 나빠집니다. 그것이 쌓이고 쌓이면 폭발해서 결국 큰 병이 됩니다. 또 잘 정제된 약은 한약과는 달라서 냉기를 만들고, 약의 부작용으로 다른 병을 불러옵니다.

의사의 역할은 병을 치유하는 것이므로 약원병 같은 것을 만들어서는 안 됩니다. 나는 약을 전혀 쓰지 않습니다.

최근에는 작은 입자 같은 것을 쓰지 않아도 치료할 수 있게 되었고, 원격치료도 가능해졌습니다. 그동안 꾸준히 노력해온 점을 인정받아 더 향상된 의능력을 갖게 되었습니다. 냉기제거 역시 자기중심적 생각을 버리고 꾸준한 노력을 반복하는 것이므로 결과를 믿고 실행하기 바랍니다.

최선을 다할 것인가 아닌가가 즐거운 인생의 기로

나는 일 때문에 혼자 차를 운전하고 멀리 나가면 2~3일 동안 먹지도 마시지도 않습니다. 이 말을 하면 '선생님은 특별한 사람이다. 평범한 우리는 도저히 불가능한 일이다'라고 생각하는 사람들이 있습니다. 그러나 이런 생각에는 몇 가지 문제가 있습니다.

첫째, 냉기제거를 하는 몸과 하지 않는 몸은 전혀 다르다는 것을 모릅니다. 냉기제거를 하는 사람이 많지 않은 현재로서는 어쩔 수 없는 일인지도 모르겠습니다. 하지만 고정관념에 빠져 있으면 건강해지지 않습니다.

둘째, 이제까지의 잘못된 생활을 바꾸기가 싫다거나 바꿀 용기가 없어서, 냉기제거를 실천하는 나를 특별한 사람으로 생각하고 그것을 냉기제거를 시작하지 않는 핑계로 삼는 것입니다.

내 아버님은 사치스러운 분이었고 '채소는 농사짓는 농부들이나 먹는 것'이라면서 끼니 때마다 반드시 고기와 생선을 먹었으며 채소는 잘 먹지 않았습니다.

그래서 나는 몸이 약한 아이였습니다. 단것을 좋아해서 초등학교 3학년 때부터 충치, 어깨결림, 배통(背痛), 코피로 고생을 했습니다. 1년에 3~4번은 감기나 편도선염으로 고열이 났고, 학교 행사 때는 교장 선생님의 이야기를 듣다가 빈혈로 쓰러지기도 했습니다.

항상 과식해서인지 50세를 넘겼을 무렵에는 머리가 벗겨져서 반짝거렸고 몸무게는 70kg이나 되었습니다. 아랫배가 나와서 바지 멜빵을 하고, 조금만 움직여도 가슴이 뛰고 숨이 찼습니다. 또한 코가 심하게 막혀서 약을 끊을 수가 없었습니다. 무좀이 생기고 이는 하나둘 빠지며 치통과 구내염을 반복했고 딱딱한 것은 이가 아파서 먹을 수가 없었습니다.

이런 상태로도 어떻게든 일해온 것은 동양의학을 몸에 응용해왔기 때문입니다. 그러다가 10여 년 전부터 냉기제거의 필요성을 느끼고 가장 먼저 내가 시작해보았습니다.

그 덕분에 이제까지 고생해온 고통이 모두 사라지고, 2~3일 동안 먹지 않아도 아무렇지 않으며, 하루에 8시간을 자지 않아도 괜찮은 몸이 되었습니다.

여기서 세 번째 문제는 인간을 특별한 사람과 평범한 사람으로 나누는 것입니다. 나처럼 잘못된 생활을 해서 엉망인 몸이 되었어도 냉기제거를 하면 아주 특별한 사람이라고 오해를 받을 정도로 건강한 사람이 됩니다.

네 번째 문제는 영능(靈能)을 가졌기 때문에 특별하다는 생각입니다. 인간은 누구나 사명을 가지고 태어나고, 그 사명을 위해서 필요하다면 영능을 갖게 됩니다. 잘못된 생활을 하기 때문에 드러나지 않을 뿐입니다.

누구나 똑같은 사람입니다. 반성, 연구, 노력해서 '바른 생활'을 목표로 최선을 다 하느냐, 안 하느냐의 차이가 있을 뿐입니다.

잘못된 상식이 너무나 많다

세상에서 '상식(常識)'이라고 하는 것에는 두 종류가 있습니다. 예를 들면 남의 가족이 파탄날 것 같은 소문을 퍼뜨려서는 안 된다는 것은 바른 상식입니다만, 겨울에는 아무리 날씨가 따뜻해도 외투를 준비해야 한다는 것은 상식이 아니라 '사회통념'입니다. 사회통념 중 잘못된 것은 옷에 관한 것만이 아닙니다. 아침, 점심, 저녁 세 끼를 규칙적으로 먹지 않으면 건강에 나쁘다, 특히 아침을 먹지 않으면 저체온(低體溫)이 된다는 것도 잘못된 사회통념입니다.

오전에는 소화기를 쉬게 하는 것이 더 좋습니다. 먹고 싶지 않을 때는 먹지 않아도 됩니다. 속이 더부룩하다, 식욕이 없다, 식사시간을 30분 이상 가질 수 없을 때는 먹지 않는 것이 바람직합니다. 먹지 않으면 움직이지 못한다는 선입견이 머릿속에 있어서 실제로 저혈당을 일으키고 저체온이 됩니다.

동양의학에는 '심신일여(心身一如)'라는 말이 있습니다. 몸과 마음은 떼려야 뗄 수 없는 것이므로 마음가짐에 따라서 몸의 상태가 바뀐다는 것입니다. 정말 그렇습니다.

단백질, 지방, 비타민류 등의 영양은 반드시 섭취해야 한다, 하루에 1,800kcal를 섭취하지 않으면 안 된다는 것도 거짓입니다. 나는 평상시에 해조류를 많이 먹고 콩, 고구마, 감자, 뿌리채소는 전부 가열해서 먹습니다. 주식은 현미를 일반솥에 지어서 먹습니다. 수분은 녹차(綠茶)를 원하는 만큼 마십니다. 건강식품류나 건강기구 같은 것은 일절 쓰지 않습니다.

이처럼 먹는 종류가 적고 영양은 편중되어 있지만 비타민이나 영양, 칼로리가 부족해서 쓰러지는 일도 없고 무척 건강합니다. 현미밥을 꼭꼭 씹어서 먹으므로 생명력의 힘을 나타내는 턱도 강해졌습니다.

보통 하루에 8시간은 자야 한다고 생각하는데 그러지 않아도 됩니다. 잔다는 것은 뇌를 쉬게 하는 것입니다. 무리하게 자려고 하면 오히려 뇌를 쓰게 되므로 '수면부족이 될 것이다'는 생각은 하지 않는 게 좋습니다.

자다가 일어나서 화장실에 가는 것을 싫어하는 사람들이 많지만, 밤은 독이 나가는 시간이므로 아끼지 말고 내보내면 다시 잠을 청할 수 있습니다. 나는 매일 밤 한 시간에 한 번꼴로 화장실에 가는데 생활에 별 지장이 없습니다. 수면시간은 5시간일 때도 있고, 3시간일 때도 있고, 10시간일 때도 있습니다. 때에 따라서 필요한 만큼 자면 됩니다.

모든 사물이나 우주에는 도리가 있으니 도리에서 벗어나지 않도록 하는 것이 중요합니다. '두한족열을 하고 자기 양의 70% 정도 먹는다, 마음을 모나지 않게 가진다, 온화한 마음으로 자기 중심적 생각을 하지 않는다, 남을 돕는다, 남의 도움을 가능한 한 받지 않는다', 세상의 상식보다 이런 바른 생활이 가장 좋은 건강법입니다. 특히 마음의 독은 냉기나 과식에 따른 독의 5,000배나 된다고 하니 먼저 마음에 독이 쌓이지 않도록 하는 것이 중요합니다.

의사는 누구를 위해서, 무엇을 위해서 존재할까

전문의가 되기 위해서는 인턴과정(연수기간)을 밟아야 합니다. 대학병원에서 교수가 회진(回診)을 할 때 조수와 인턴들이 그 뒤를 따릅니다. 이때 의사가 차갑고 잘난 척하는 것에 화가 나서 나는 저런 의사는 되고 싶지 않다고 생각했습니다.

인턴을 마치고 국가시험을 친 후 결과가 나오기도 전에 이비인후과 의사를 찾아가서 "이비인후과 의사가 되고 싶습니다"라고 말했습니다.

그러자 교수는 "그래, 몇 년 후에 학위를 받고 싶은가?"라고 물었습니다.

'역시 의학계는 이런 것이구나' 하고 실망했습니다. 나는 "학위가 병을 치유하는 것이 아니니 환자의 병을 치유할 수 있는 실력을 갖게 해주십시오. 학위는 필요없습니다" 하며 학위를 위한 연구를 거절했습니다. 그래서 나는 박사학위가 없습니다.

교수는 알겠다며 허락하셨습니다. 동급생은 4명이었는데 3명은 연구를 주로 했고, 나는 수술을 돕고 환자 진료에 필요한 것들을 배웠습니다. 그 덕분에 의사로서의 경험은 훨씬 많아졌습니다.

처음에는 앞만 보고 달렸지만 10년이 지나자 여러 가지 반성할 여유가 생겼습니다.

환자에게 도움이 되는 더 좋은 치료법이 없는지 생각하게 되었고, 인간을 부분부분으로 나누어 진료하는 서양의학에 의문을 가지면서 동양의학을 공부하기 시작했습니다.

'책을 내면서'에서도 기술한 바와 같이 동양의학을 도입했더니 수술, 주사, 투약, 검사가 감소하고 수입원이 줄어들어서 병원을 그만두게 되었습니다. 그 후 주변 사람들의 요청으로 개업을 하게 되었고, 그러는 사이에 묘한 능력을 갖게 되었습니다.

의사는 환자를 위해서 열심히 일해야 합니다. 그것만 생각하고 있다면 자신이 원하지 않아도 자연히 능력이 생깁니다. 치료할 때 피부에서 1cm 정도 떨어진 곳에서도 손가락 끝은 어느 혈자리를 써야 할지 느낌으로 알 수 있게 되었습니다. 몸속 장기의 상태도 알 수 있게 되었습니다.

어느 날 밤 어둠 속에 누군가가 있는 듯한 느낌 들어서 이불 위에

앉아 "당신은 누구십니까?"라고 말을 걸었습니다. 궁극적으로 아미타불이라는 사실을 알았습니다. "저에게 왜 영능을 주시는 것입니까?"라고 묻자, "병으로 고생하는 사람들을 영능으로 도와주시오"라는 것이었습니다.

그 후 원격치유가 가능한 힘이 생겨서 병원을 정리했습니다.

생각하지 않는 생활은 인생이 아니다

'하나를 듣고 열을 안다'는 것은 어렵지만 '하나를 듣고 둘을 생각한다'는 것은 가능합니다.

이 책에서 '독 배출'에 대해 자세히 설명했습니다. "혈뇨가 나오는데 아무렇지도 않은가요?"라고 묻는 사람들이 있는데 불안하게 생각하지 마십시오. 혈뇨는 쌓인 독이 나오고 있다는 증거이므로 오히려 기뻐해야 합니다.

'도리에서 벗어나면 어려움이 닥친다'고 합니다. 사물을 생각하는 기본은 도리를 따라서 감정을 억제하는 것입니다. 세 살짜리 아이나 부랑자의 말이라도 도리에 맞는 말이라면 받아들이고, 교수나 장관이 하는 말이라도 도리에 어긋난다면 받아들이지 않아야 합니다. 겸허한 마음을 갖고 감정에 빠지는 자기 중심적 생각은 버려야 합니다.

이론만 주장하는 생활은 차갑고 엄격하고 여유가 없다고 생각됩니다. 그것은 윤리, 도덕, 의리 중에서 도리에 벗어난 부분까지도 이론에 얽매여 도리라고 생각할 경우에 그러합니다. 진정한 도리에 따라 살아가면 눈앞의 감정 때문에 아웅다웅 살아가기보다는 한 차원 높고 깊은 감정을 가진 생활이 됩니다.

예를 들면 '부모의 정(情)'이라면서 자식들에게 기대를 걸고 돈과 시간을 투자해서 과보호를 하면 버릇없고 능력 없는 사람으로 자랍니다. 그러면 아이들 본인은 물론이고 부모도 고생하게 됩니다. 이것은 폐용퇴화의 법칙에 따르기 때문입니다.

무슨 일이든 스스로 해결하고 적당하게 고생하고 노력하면 몸과 능력은 놀라울 만큼 진보합니다. 부모는 깊은 기쁨을 맛볼 수 있고 자식과 마음의 연결고리도 만들어집니다.

'도리'라면 충효를 비롯한 윤리도덕을 떠올리는 사람도 있는데 이것은 주로 상류사회 사람들에게나 어울리는 말이고 진정한 도리가 아닙니다.

도리는 우주의 법칙이나 진리라고 불리는 것으로, 신이나 제왕이라 해도 무시할 수 없습니다. 예를 들면 폐용퇴화의 법칙이고, 또한 우주에는 완전한 것이 존재하지 않으므로 신과 인간, 만물은 서로 도우면서 평등한 관계를 맺고 살아가야 한다는 대립물(代立物)과의 균형과 공존의 법칙입니다.

그러므로 편하고 즐거운 것만 구하다 보면 대립물인 고생과 어려움이 따라오게 되기 때문에 자기만 생각하는 자기 중심적인 생각은 버려야 합니다. 그러기 위해서는 '하나를 듣고 둘을 생각하는 노력'을 해야 합니다. 생활의 모든 문제에 대해서 시도해보십시오.

부록

말기 자궁암을 냉기제거로 치유하다

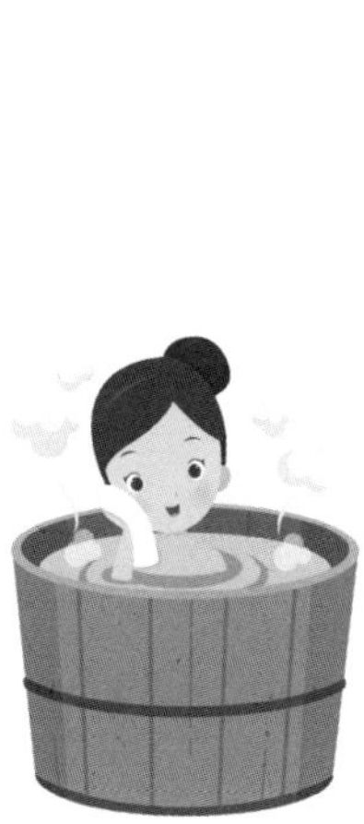

치유 – 빛나는 생명

– **오카다 이치요**(岡田一代, 말기 자궁암 환자)

"병원 치료를 거부하고 반신욕만 고집했지만 저는 결코 강인한 여자가 아닌 보통 여성입니다. '아프다'고 울면서 몇 개월을 보냈습니다. 그러나 반신욕 등 냉기제거 요법 덕분에 놀랍게도 완치됐습니다. 지금도 욕조는 하루의 대부분을 보내는 안식처입니다."

고심하고 고심한 끝에

제가 가장 큰 기로에 서게 된 것은 역시 수술을 거절한 것입니다.

많이 고민했습니다. 왠지 의사가 싫었습니다. 물론 의사를 좋아하는 사람도 있고, 의사가 하는 말만 믿는 사람도 있습니다. 의사가 뭔가 해줄 것이라고 착각하여 뭐든지 의사에게 맡기고 본인은 편하게 있어도 되겠지 생각하면서 도피합니다.

하지만 제 주치의는 '일 년밖에 남지 않은 생명'이라고 했습니다. "수술하지 않으면 내년을 맞이할 수 없을 것입니다. 수술해도 전이는 피할 수 없겠지만요"라고 확실하게 말해주었습니다. 그러고는 "자식도 필요없을 테니까 자궁을 제거해버립시다"라고 맘대로 결정했습니다.

그렇다 하더라도 저는 절대로 신이 주신 제 몸을 멋대로 흠집내고 싶지 않았습니다. 또 솔직히 말하면 부끄럽기도 하고 슬픈 일이기도 하지만, 이혼했기 때문에 수술을 받을 만한 돈도 없었습니다. 그래서 수술을 거절한 것이지, 그렇게 훌륭한 생각에서 나온 결론은 아니었습니다. 한 달은 고심하고 고심하며 울면서 보냈습니다.

냉기제거 건강법

마침 그 무렵 언니가 생각났습니다. 언니는 냉기제거 건강법 신도 선생님의 신봉자로서 양말 겹쳐 신기, 반신욕을 알리기 위해 매우 열심히 활동하고 있었습니다. 내 문제에 대해 어떻게 생각할지 궁금했습니다.

7년 만에 전화했더니 "그래, 암에 걸렸구나. 오랜만인데 한번 놀러와라" 하고 말했습니다. 언니는 "수술하는 것도, 안 하는 것도 본인이 결정하는 것이지. 그렇게 걱정된다면 수술해버리고 노력하면 된다. 그러나 수술하려면 마취도 해야 하고 항생물질도 몸속에 들어가기 때문에 반드시 그 대가는 돌아오는 법이지"라고 말한 다음 우선 냉기제거 양말과 반신욕을 권유했습니다.

언니를 만나고 격려를 받았으나 집에 돌아오면 어떻게 해야 할지 혼란스러웠습니다. 최종적으로 결심하게 된 계기는 시골에 사는 딸들이 자기들이 수술비를 마련할 테니까 제발 수술을 받으라고 권유했기 때문입니다.

이혼한 후 아이들에게 제대로 끼니도 못 챙겨줄 정도로 고생을 많이 시켰습니다. 그래서 아이들에게 수술비까지 마련하게 할 수는 없었습니다. 절대로 그럴 수는 없었습니다. 그래서 드디어 결심을 하게 된 것입니다.

"엄마는 이제부터 목욕에 전념할 거야. 그러니까 전화 연결이 안 되더라도 걱정하지 마라. 엄마의 인생은 여기까지인 거야. 너희들에게 아무것도 해준 게 없어서 정말 미안하구나" 하고 딸들에게 말했습니다.

오직 목욕뿐

그후 3개월 동안 매일 거의 욕조 속에 있었습니다. 매일 목욕을 했습니다. 심지어 식사도 욕조 속에서 했습니다.

일주일에 한 번 기분이 좋아졌을 때 현미밥을 지어서 주먹밥으로 만들어 냉동실에 넣어둡니다. 그리고 배가 고프면 탕에서 나와 몸을 타월로 둘둘 말고 냉동실에서 주먹밥을 꺼내어 전자레인지에 돌립니다. 하루에 한 끼나 두 끼, 우메보시(말린 매실) 한 개와 엽차, 이것만 먹었습니다.

우리 집 욕조는 24시간 따뜻합니다. 그래서 한밤중에 1시든 2시든 언제라도 욕조에 들어갈 수 있습니다. 그리고 한 달에 한 번 깨끗하게 청소해서 물을 바꿔주면 됩니다. 정말 행복했습니다.

아프고 힘들어서 비지땀이 날 정도였으니 어떻게 매일 욕조 청소를 할 수 있었겠습니까. 제가 무릎관절에 지병이 있었기 때문에 친구가 "네게는 꼭 욕조가 필요해" 하고 권해서 모니터용으로 사용하다가 결국에는 선물로 받게 된 욕조였습니다. 그 욕조가 이렇게 큰 도움이 될 줄은 몰랐습니다. 운이 참 좋지요.

통증이 계속되다

이렇듯 매일 목욕공세를 펼쳤지만 처음에는 차도가 없었습니다. 좋아지기는커녕 오히려 악화되는 듯했습니다. 등에서 허리까지 쪼개지는 듯한 통증이 있었습니다. 해산의 고통보다도 훨씬 심할 정도로 아팠습니다.

욕조 속에 있을 때는 점점 통증이 가라앉습니다. 그래서 피곤하니까 이쯤이면 괜찮겠지 하고 잠시 누워야겠다고 생각해 욕조 밖으로 나와서 몸을 닦고 양말을 신으려고 하면 또 통증이 엄습합니다. 견딜 수 없을 정도의 통증입니다. 서둘러서 양말을 신은 채 욕조 속에 들어가고, 욕조 속에서 양말을 벗은 적도 있습니다.

그렇게까지 하는데도 통증은 점점 악화되었습니다. 하소연할 데도 없어서 욕조 있는 데까지 전화기를 끌어다가 언니에게 호소했습니다.

"너무 아픈데 원래 이렇게 아픈 거야? 괜찮을까? 정말 너무 아파" 하고 비명까지 질렀습니다.

그래도 언니는 언제나 침착했습니다.

"그렇구나, 아프구나, 아프겠지……. 그래도 너무 아프다고만 생각하지 않는 게 좋아. 너 자신이 만든 병이잖아. 어느 누구도 고쳐줄 수 없어. 너 자신이 스스로 고칠 수밖에 없어. 열심히 해라."

이런 식으로 금방 전화를 끊어버립니다. 하지만 저는 통증이 없어지는 것도 아니고, 소심한 편이기 때문에 걱정되어 안절부절못합니다. 언니 외에는 어느 누구 하소연을 들어줄 사람이 없으니 또 전화해서 투덜댑니다.

"정말 이렇게 하면 괜찮은 거야? 이렇게 아픈데 치유가 될까?"

그래도 언니는 언제나 똑같은 반응입니다.

"이것이 옳다고 생각해야지. 이 방법밖에 다른 방법이 없으니까. 그동안 네 생활이 잘못되었기 때문에 생긴 병이니까 생활을 바르게 하면 고쳐질 거야."

저는 '내년 봄은 나에게는 없고 나는 안 된다. 내 생명은 끝이야'라는 생각이 들었기 때문에 누군가와 얘기를 하지 않으면 무서웠습니다. 너무 무섭고 불안했습니다. 전화할 수 있는 상대는 언니밖에 없었습니다.

"아픈 것만 생각하지 말고, 아~ 기분이 좋다고 생각해봐." 이런 말만 하면서 10분이나 15분쯤 통화하다가 전화를 끊어버립니다. "네가 책임을 지지 않으면 안 돼. 아프다, 아프다 하면 더 힘들 뿐이야."

언니도 어찌할 바를 몰랐겠지요. 나중에는 그런 얘기도 하지 않고 내가 아프다 하면 똑같이 반복합니다.

"그래, 그래, 아프지? 아프겠지. 아파, 아파." 그리고 전화를 끊어버립니다. 저는 화가 나서 신경질을 부리고 언니에게 대듭니다.

"언니! 아파, 아파, 그것밖에 할 말이 없어!"

그런 전화를 반복하다가 드디어 전화기가 습기로 고장이 나버렸습니다.

4일간 목욕공세

처음에는 이런 상태였으나 반신욕을 시작한 지 1개월 정도 지난 후 가장 심하게 통증이 왔습니다. 욕조에서 전혀 밖으로 나갈 수 없는 날이 4일간 계속됐습니다. 온전히 4일간 욕조 안에만 들어앉아 있었습니다.

이때가 가장 힘들었습니다. 고통스러웠습니다. 너무 아파서 언제 날이 샜는지, 오늘이 며칠인지도 몰랐습니다. 언니에게 전화해서

"이렇게 하루 종일 욕조 안에 들어가 있는데도 안 되는 거야?" 하고 하소연한 적도 있습니다.

언니는 "그런 쓸데없는 소리 하지 마. 저승에서 데리고 간다. '이 정도로 내가 질 수 없지!'라고 생각하며 즐겨라" 하더군요.

24시간 지속해서 아픈 것처럼 들리겠지만 사실 그런 건 아니고 통증이 가라앉을 때도 있습니다. 그럴 때는 욕조에 들어간 채로 그대로 자버립니다. 욕조에 머리를 붙이고 말입니다.

눈을 뜨면 배가 고파서 주먹밥을 갖고 와서 다시 욕조에서 먹고, 먹으면 졸려서 또 자고……. 한번은 기분이 좋아서 욕조 안에서 옷 손질을 하고 있었는데 그대로 잠들어버렸습니다. 그래서 옷이 물에 흠뻑 젖어버렸지요.

아플 때는 숨이 막힐 정도로 아프지만 조금 있으면 가라앉고…… 이런 일이 반복되었습니다. 이러는 동안 4일이 흘러간 것입니다.

가끔 신문 던지는 소리가 현관에서 들려왔던 게 생각납니다. 벌써 시간이 이렇게 지났구나 싶었습니다.

오랜 시간 욕조에 들어가 있어도 숨 막히는 일은 전혀 없습니다. 38도나 37도, 저온으로 하고 목욕탕의 창문이나 문을 열어두면 공기가 잘 통하기 때문입니다.

제가 놀란 것은 금방 욕조가 미끈미끈해진다는 것이었습니다. 24시간 욕조여서 물이 순환하고 정화되는데도 기름때 같은 것이 튀김

요리한 후의 기름을 그대로 방치해두면 굳어버리듯이 푸딩같이 되어 둥둥 물 위에 떠오릅니다. 열흘 정도 지나니까 뭐라고 표현하기 힘든 냄새, 심한 악취도 납니다.

그러나 너무 아플 때는 냄새고 뭐고 모릅니다. 기분 나쁜 냄새가 난다는 것은 알겠는데 어떻게 해야겠다는 생각은 들지 않았습니다. 몸이 너무 아프니까요. 하지만 지금은 한 달이 지나도 욕조물이 깨끗합니다.

과연 치유될까?

3개월이 지난 후인 것 같습니다. 그렇게 심했던 통증이 조금씩 가라앉고 욕조 안이 천국처럼 느껴지면서 언니에게 부르짖는 일도 없어졌습니다. 그리고 '어쩌면 나아지고 있는 것인지도 몰라. 고쳐질지도 몰라' 하는 생각을 하게 된 것은 반 년 정도 지난 후였습니다. 거의 통증이 느껴지지 않았습니다.

'치유된 걸까? 아니 그런 말도 안 되는 일이……'라고 생각하면서도 어쨌든 '아프면 다시 욕조에 들어가면 되지!' 하는 자신감, 안도감이 생겼습니다. 그래서 매일 밖에서 풀을 뽑거나 밭일을 하기도 했습니다.

6월, 7월, 8월은 단지 안에서 열심히 풀을 뽑았습니다. 땡볕 아래에서도 밀짚모자를 쓰고 뽑았습니다. 신기했던 것은 욕조 안에서는 그렇게 땀이 많이 나오는데 땡볕 아래인데도 땀이 나지 않았습니다. 그래서 일부러 가장 더운 시간을 골라서 풀뽑기를 하기도 했습니다. 주변에서는 말렸지요.

그것이 참으로 좋았습니다. 흙을 만지는 것이 가장 좋다고 합니다.

그렇게 가을을 맞이하고 겨울을 맞이했습니다. 생각해보니 암이라고 선고받은 지 1년이 지나고 있었습니다.

12월에 신도 선생님의 공부모임이 있었습니다. 그때 선생님이 제 얼굴을 응시하면서 "흐음, 치유됐군요. 열심히 노력하셨습니다. 병원에 가서 다시 검사받고 오세요. 이제 암세포는 없습니다"라고 말씀하셨습니다.

바로 병원으로 달려갔습니다. 검사 결과 정말로 선생님 말씀대로였습니다. 암은 어디에도 없었습니다.

나의 자부심

저는 신도 선생님이 제 얼굴을 보고 '열심히 노력했습니다'라고 말씀해주실 정도로, 정말 노력한 것을 알 수 있을 정도로, 선생님께서 말씀해주신 것을 정확하게 지킨 것이 자랑스럽습니다.

저는 의지력이 매우 약합니다. 그러나 이것 외에는 방법이 없었기 때문에 할 수밖에 없었습니다. 의지에 상관없이 욕조에 들어가는 일 외에는 방법이 없었습니다. 정말 죽는다고 생각하면 누구나 할 수 있습니다. 그래서 저는 돈이 없어 수술할 수 없었던 것이 오히려 행운이었다고 생각합니다.

지나고 보니 욕조 안이 안전지대였다는 생각이 새삼 듭니다.

암에 걸리기 전에는 돈을 쫓아서, 생활에 쫓겨서 정신없이 일하며 아이들 먹여 살리는 것이 전부였기에 마음 놓고 욕조에 들어갈 시간이 없었습니다.

그러나 지금은 누구에게든 말합니다. 하루에 20분, 30분이라도 좋으니까 미지근한 욕조 물에 명치까지만 들어가서 오늘 하루 내 몸에게 감사하다고 말해주라고 말입니다.

느긋하게 천천히

오늘 아침에도 5시쯤 일어나 화장실에 가는 길에 바로 욕조에 들어갔습니다. 욕조 안에 의자를 하나 넣어두었습니다. 수건을 머리맡에 두고 고개를 젖히고 한숨 푹 자고 일어났더니 벌써 9시 30분. 잠에서 깨어나면 세상이 다르게 보입니다. 아주 아름답습니다. 간장이 건강해진 것입니다. 정말 기분이 좋습니다.

점심때도 욕조에 들어갑니다. 욕조 안에서 옷감을 손질하거나 손자녀석 속옷을 만들기도 합니다. 편지를 쓰거나 밥도 먹고……. 저에게는 욕조 안이 거실이나 다름없습니다.

언니 말에 따르면 욕조에 들어가 몸을 맡기고 따뜻하게 해주면 생각이 온화해지면서 불안한 마음이 없어진다고 합니다. 느긋하게 여유를 가지면 혈액순환이 잘되고, 나쁜 생각을 하지 않게 된다고 합니다.

과연 그렇다고 생각합니다. 저도 사람이 변한 듯 예전처럼 초조해하지도 않고 돈을 좇지 않게 됐습니다. 아이들도 "엄마가 왠지 여유 있어 보이고 편안해진 것 같아. 죽으면 안 돼요"라고 말합니다.

이 한마디에 교훈이 있습니다 – 신도 박사의 조언

"이렇게 열심히 목욕을 해도 처음에는 차도가 전혀 없었습니다. 오히려 악화됐지요. (생략) 아프다, 아프다, 이렇게 아픈 것일까? 도저히 견디기 힘들 정도였습니다."

통증을 없애려고 치유를 하면 오히려 더 심하게 아플 수 있습니다. 그러나 이때 잘 버텨내야 합니다. 많은 사람이 통증이 심해지면 놀라서 치유를 그만둡니다. 그러나 통증은 치유반응입니다. 하나의 치유과정인 것입니다. 여기에서 그만두면 치유의 기회는 멀어져갑니다.

"4일간 하루 종일 욕조에만 들어가 있었습니다."

이 이야기에는 정말 감동할 수밖에 없습니다. 욕조에서 나오면 아프니까 욕조 안에 들어가 있었던 것뿐이라고 오카다 씨는 겸손하게 말합니다. 하지만 보통 사람이라면 포기해버립니다. 포기하고 모르핀을 사용하거나 아니면 항암제를 맞습니다. 그렇게 하지 않았다는 것이 정말 감동스럽습니다.

"저에게는 이것 외에 다른 방법이 없었기 때문에 할 수밖에 없었습니다. 정말 죽는다고 생각하면 누구나 할 수 있습니다."

어떻게 4일간이나 욕조에 계속 들어가 있을 수 있었을까요? 그 정답이 바로 이것입니다. 그야말로 배수(背水)의 진(陣)입니다. 스스로 퇴로를 거부한 사람의 강인함이 여기에 있습니다. 그리고 오카다 씨는 드디어 역치(閂値)를 넘었습니다.

말기 환자가 깨끗하게 치유되고, 조기 환자가 그럭저럭 세월을 보내는 사이에 재발이나 전이를 반복합니다. 이런 예를 저는 많이 목격했습니다.

그 이유는 위기의식의 차이입니다. 각오의 차이. 치유되는 것도 이유가 있고, 치유되지 않는 것도 이유가 있습니다. 마음이 무엇보다도 중요합니다.

이왕 하는 것이라면 철저하게 합시다. 역치를 넘어설 때까지.

"돈이 없어서 수술할 수 없었던 것이 오히려 행운이었던 것 같습니다. 나는 치유된 저 사람보다 돈이 없다, 몸이 약하다, 증상이 심하다, 젊지 않다, 가족이 없다며 핑계만 찾는 사람이 있습니다."

그러나 오카다 씨는 '없어서 오히려 행운이야'라고 생각하고 있습니다. 이 차이는 매우 큽니다. 그러면 당신은 어떻습니까? 핑계만 찾는 환자로 계속 머무르겠습니까? 아니면 핑계를 접어두고 빨리 암을 고치시겠습니까?

건강습관 & 지압 & 질병 치료

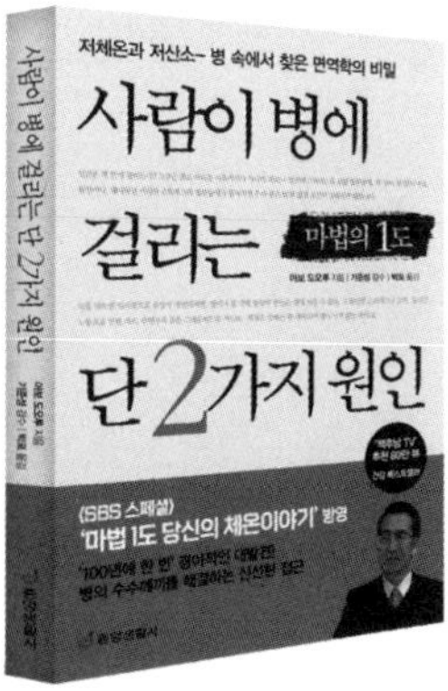

사람이 병에 걸리는 단 2가지 원인

아보 도오루 지음 | 기준성 감수 | 박포 옮김 | 16,800원

면역학의 세계적 권위자 아보 도오루 교수가 우리 몸의 2가지 에너지 공장인 해당계(무산소, 화, 산성 등)와 미토콘드리아계(유산소, 온유, 약알칼리성 등)를 균형 있게 활용해 암, 당뇨병 등 각종 질병을 예방 · 치유할 수 있는 획기적 방법을 제시해 준다.

암에 걸리지 않는 8가지 규칙!

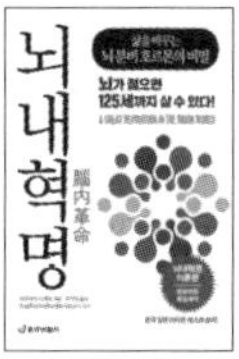

eBook 구매 가능

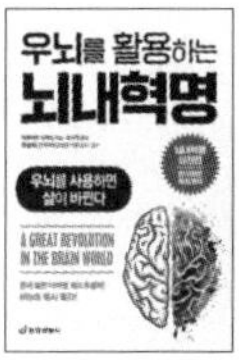

eBook 구매 가능

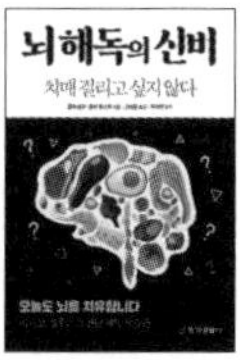

eBook 구매 가능

뇌내혁명
하루야마 시게오 지음 | 오시연 옮김 | 한설희 감수 | 15,000원

우뇌를 활용하는 뇌내혁명
하루야마 시게오 지음 | 오시연 옮김 | 한설희 감수 | 15,000원

뇌 해독의 신비
혼마 료코 · 혼마 류스케 지음 | 고선윤 옮김 | 박선무 감수
16,800원

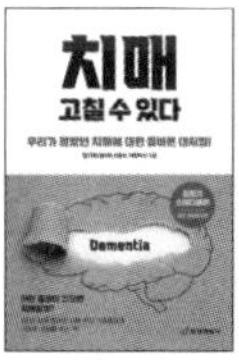

eBook 구매 가능

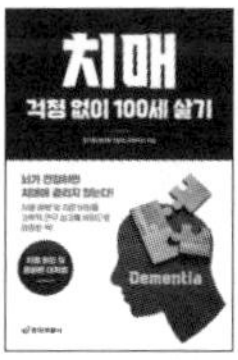

eBook 구매 가능

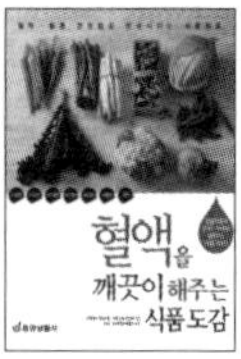

치매 고칠 수 있다 [최신 개정증보판]
양기화 지음 | 16,500원

치매 걱정 없이 100세 살기
양기화 지음 | 17,000원

혈액을 깨끗이 해주는 식품 도감
구라사와 다다히로 외 지음 | 이준 · 타키자와 야요이 옮김
18,000원

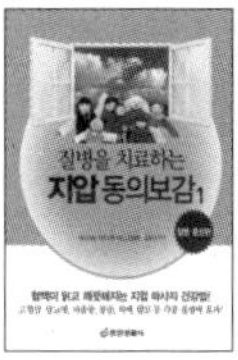

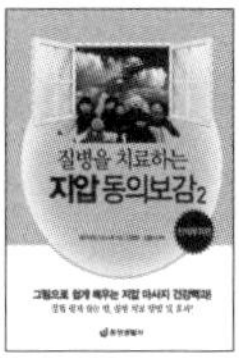

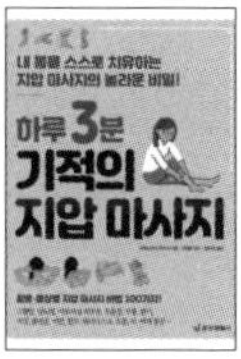

질병을 치료하는 지압 동의보감 1, 2
세리자와 가츠스케 지음 | 김창환 · 김용석 편역
1권 18,000원, 2권 18,000원

하루 3분 기적의 지압 마사지
다케노우치 미쓰시 지음 | 신재용 감수 | 김하경 옮김
올컬러 | 18,000원

중앙생활사 Joongang Life Publishing Co.
중앙경제평론사 | 중앙에듀북스 Joongang Economy Publishing Co./Joongang Edubooks Publishing Co.

중앙생활사는 건강한 생활, 행복한 삶을 일군다는 신념 아래 설립된 건강 · 실용서 전문 출판사로서
치열한 생존경쟁에 심신이 지친 현대인에게 건강과 생활의 지혜를 주는 책을 발간하고 있습니다.

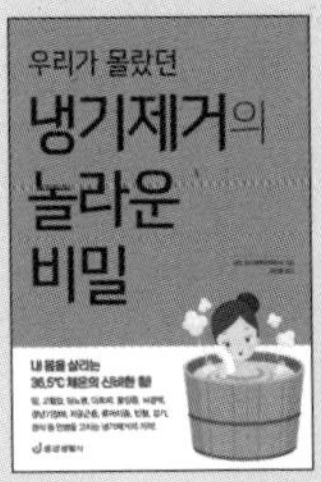

우리가 몰랐던 냉기제거의 놀라운 비밀

초판 1쇄 발행 | 2018년 8월 25일
초판 4쇄 발행 | 2023년 12월 15일

지은이 | 신도 요시하루(進藤義晴)
옮긴이 | 고선윤(SunYun Ko)
펴낸이 | 최점옥(JeomOg Choi)
펴낸곳 | 중앙생활사(Joongang Life Publishing Co.)

대　표 | 김용주
편　집 | 한옥수 · 백재운 · 용한솔
디자인 | 박근영
인터넷 | 김회승

출력 | 영신사 종이 | 한솔PNS 인쇄·제본 | 영신사

잘못된 책은 구입한 서점에서 교환해드립니다.
가격은 표지 뒷면에 있습니다.

ISBN 978-89-6141-220-9(03510)

원서명 | 醫者知らず「冷えとり」で完全健康人生

등록 | 1999년 1월 16일 제2-2730호
주소 | ㉾ 04590 서울시 중구 다산로20길 5(신당4동 340-128) 중앙빌딩
전화 | (02)2253-4463(代) 팩스 | (02)2253-7988
홈페이지 | www.japub.co.kr 블로그 | http://blog.naver.com/japub
네이버 스마트스토어 | https://smartstore.naver.com/jaub 이메일 | japub@naver.com
♣ 중앙생활사는 중앙경제평론사 · 중앙에듀북스와 자매회사입니다.

※ 이 책은《냉기를 빼는 36.5℃ 체온 건강법》을 독자들의 요구에 맞춰 새롭게 출간하였습니다.

※ 이 도서의 국립중앙도서관 출판시도서목록(CIP)은 서지정보유통지원시스템 홈페이지(http://seoji.nl.go.kr)와
국가자료공동목록시스템(http://www.nl.go.kr/kolisnet)에서 이용하실 수 있습니다.(CIP제어번호: CIP2018023160)